从迷茫到重拾信心
的康复之旅

希望

乳腺癌患者的康复之旅

之光

THE LIGHT OF HOPE

主编 陈前军

主审 林 毅　张孝娟

全国百佳图书出版单位
中国中医药出版社
·北 京·

图书在版编目（CIP）数据

希望之光：乳腺癌患者的康复之旅 / 陈前军主编 .

北京：中国中医药出版社，2025. 1

ISBN 978-7-5132-8918-4

Ⅰ . R737.9

中国国家版本馆 CIP 数据核字第 2024D51R02 号

中国中医药出版社出版

北京经济技术开发区科创十三街 31 号院二区 8 号楼

邮政编码　100176

传真　010-64405721

廊坊市佳艺印务有限公司印刷

各地新华书店经销

开本 710×1000　1/16　印张 17.75　字数 254 千字

2025 年 1 月第 1 版　2025 年 1 月第 1 次印刷

书号　ISBN 978 – 7 – 5132 – 8918 – 4

定价　75.00 元

网址　www.cptcm.com

服 务 热 线　010-64405510

购 书 热 线　010-89535836

维 权 打 假　010-64405753

微信服务号　zgzyycbs

微商城网址　https://kdt.im/LIdUGr

官 方 微 博　http://e.weibo.com/cptcm

天猫旗舰店网址　https://zgzyycbs.tmall.com

如有印装质量问题请与本社出版部联系（010-64405510）

序

　　生命是何物？它宛如朝露，短暂而清新，为世界带来一晨的清凉。深知命运多舛，人生难以完美，历经风雨后，我们更应坦然接受上天的恩赐；对于未来，我们依然满怀希望，内心充满阳光与喜悦。

　　广州市越秀区和友苑粉红丝带协会（简称"和友苑"）已历经十三载春秋，其间有过风风雨雨，酸甜苦辣，成就了今日的辉煌。关于和友苑的成长，我们心怀无尽的话语与故事。回望过往，有收获的喜悦，有迷茫与惆怅，也有共同战胜困难的艰辛。时光匆匆，希望与光明已在眼前。

　　和友苑初创之时，姐妹们皆为乳腺癌患者，生活迷茫，生命无常，每日沉浸在无奈与绝望之中。这是一种生死边缘的挣扎。彼时，和友苑应运而生，得益于广东省中医院的鼎力支持与医护人员的深情关怀。姐妹们相互扶持，共享治疗与康复之经验，从而改变了彼此的悲观与忧伤。逐渐地，姐妹们从消极接受治疗，转变为积极面对，逐步走出阴霾。在和友苑这个大家庭里，姐妹们笑声盈盈，忘却了病痛与苦难。心中的苦楚化为幸福的甘泉，我们在这里收获快乐与信心。随着和友苑的发展，理事会、监事会等部门相继成立。每位成员与志愿者都将在和友苑收获的爱，悉心传递给下一位姐妹。她们竭尽所能，探访病房，参与公益，服务于这个大家庭。她们如同璀璨的星火，点亮了这片夜空。

在和友苑的怀抱中，姐妹们深知：爱是真诚的付出，不求回报；它让我们的身心得到释放与升华。

生命脆弱而短暂，在意外面前需直面生死；然而勇敢地跨越过去，那眼中的泪水便会化作天空中盛开的生命之花。人生短暂如梦，理应如夏花般绚烂。生命的意义厚重而深远，我们理应全力以赴。

我欣喜地看着和友苑的姐妹们，在经历了种种磨难后，她们已将过去的"噩梦"变为"奇迹"，享受着每一天的美好与快乐。人生的不如意十之八九，无论成败得失，该来的总会来。人生的四季轮回，生命的起伏跌宕，都如花开花谢、日出日落般自然。一路走过，酸甜苦辣都是人生的旋律。

生命虽重，但我们要活得轻松；生命虽脆弱，但我们的心灵要坚强。姐妹们，别想太多，让我们活出生命的美好！

人生短暂而坎坷，充满荣幸与无奈、辉煌与落魄、坚强与脆弱、开心与难过。明天虽不可知，但沿途你会遇到许多美丽的风景。

姐妹们，让我们齐心协力，共同探索和完善和友苑，使其发展壮大。发挥每个人的正能量，让和友苑成为我们温暖的"娘家"。希望每位姐妹都能在战略上藐视病魔，在战术上重视它。让我们从一无所知的患者成长为关心他人、勇敢面对自己的人。愿我们每个人都充满正能量、越走越好、开心快乐、勇敢而阳光。

姐妹们，每个清晨都孕育着新的希望和梦想。坚持是生命的一种毅力，让我们一起努力、加油！

张孝娟

2024 年 3 月 8 日于广州

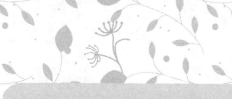

编写说明

广东省中医院乳腺科成立于1997年，是广东省成立最早的乳腺科，是国家中医药管理局"十二五""十三五"重点专科强化建设专科，中医药强省建设专项中医临床重点专科项目和国家中医药优势特色教育培训基地，是全国中医系统规模最大的乳腺病科。历经20余年的发展，已建成中医特色明显、临床疗效显著、医教研并进的全国一流的中医乳腺病重点专科。科室已扩展到5个病区，配备121张乳腺病专用床位及6个专科门诊。在由中华中医药学会、中国中医科学院联合发布的《中医医院学科（专科）学术影响力评价研究报告》中，连续三年蝉联"全国中医乳腺病学科"榜首，在全国中医体系中发挥重要影响力。2023年，广东省中医院乳腺病专科医院正式成立，是广东省中医院首批"院中院"建设项目，是全国首家中医系统乳腺病专科医院，开创了中医乳腺病专科发展的新模式，对中医乳腺病专科建设、学科发展具有里程碑式意义。

在漫长的临床实践中，我们积累了大量帮助乳腺癌患者康复的经验。她们在初闻噩耗时，往往感到困惑、惊恐、焦虑和无助。治疗过程中的身体不适及对治疗和未来的担忧，使她们急需情感疏导和社会各界的关怀。为此，广东省中医院特别成立了一个专门支持乳腺癌患者康复的团体组织——"和友苑联谊会"。我们通过组织合唱团、舞蹈队、宣传服务及活动小组等，增进患者间的交流。同时，定期的医疗科普讲座，帮助患者更深入地了解乳腺癌的病理、治疗

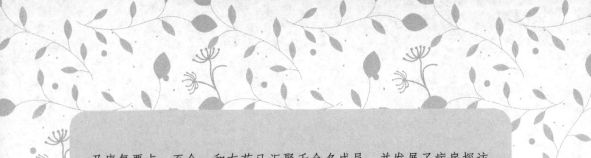

及康复要点。至今，和友苑已汇聚千余名成员，并发展了病房探访、微信公众号编辑等互助小组，并启动"和友学堂"，邀请医疗及心理专家，讲解康复与养生之道，进行心理疏导。此项活动深受患者欢迎，成为和友苑的明星课程。在康复的道路上，患者们对医护人员及社会各界的帮助感激不尽，她们以笔墨记录心声，医护人员则专业解答，最终汇集成此书。它记录了患者们从迷茫到重拾信心的康复之旅。

本书涵盖筛查诊断、治疗、康复、志工、大爱、美文赏析共六篇内容，收录了乳腺癌康复者的感人故事，并借此传递医学与心理康复知识。愿读者从中汲取力量，增强康复信心，坦然面对疾病与社会，从而提升治疗配合度与生活品质。

《希望之光：乳腺癌患者的康复之旅》编委会

2024 年 4 月 30 日

目　录

第二章　治疗篇

第三章　康复篇

第四章　志工篇

第五章　大爱篇

第六章　美文赏析篇

第一章

筛查诊断篇

月经前的乳房疼痛，会是乳腺癌的征兆吗？中药对此有治疗效果吗？

> 每逢月经来潮前约一周，我便会感到乳房微痒且伴有痛感，偶有不慎触碰，疼痛更为剧烈，且能触及乳房内有硬结。初时我并未在意，以为时日一久便会自然消退。然而，这些硬结长久未见消散，每次月经前依旧痒痛难耐。虽有就医之念，却觉难以启齿。后询问亲友，皆告知此为经前乳房充血之常情，待月经来潮便会自然消解。因此，我未曾寻医诊治，一再拖延，每次乳房疼痛皆强自忍耐。直至绝经之后，乳房疼痛果然消失。然而，不久之后我却被诊断出患有乳腺癌。自那时起，我便深陷懊悔之中，思索当年的痛痒之感，是否就是乳腺癌的预兆。如今，虽已康复多年，但此事依旧困扰于心。当年的经前乳房疼痛，究竟是否与后来的乳腺癌有所关联？我们患者又应如何警惕此类症状呢？
>
> （患者淑仪）

【乳腺专科医生答复】

乳房疼痛是女性常见的乳房症状。曾有一项研究，以网络问卷形式调查了近 1700 位平均年龄 34 岁的女性，结果显示，超过半数（51.5%）的受访者曾遭受乳房疼痛的困扰。在有症状被调查患者中，乳房疼痛对其性健康与睡眠产生负面影响的比例分别达到 41% 和 35%。

乳房疼痛有周期性（占 2/3）与非周期性（占 1/3）之分。周期性乳房疼痛多和月经周期中激素水平之变化息息相关，常在月经来潮前 1 周出现。此类疼痛多为双侧，且以乳房外上象限为甚。非周期性乳房疼痛则可能和乳房或胸壁之病变有关，其疼痛或持续或间歇。骤现之孤立性囊肿、乳腺炎症或迅速发展之炎性乳腺癌，皆可致乳房疼痛，而乳腺癌所致乳房疼痛并不多见。故而，经前期乳房胀痛为乳房疼痛最常见的类型，约占所有乳腺疼痛的 65%，且平均发病年龄为 35 岁。

多数乳房疼痛和乳腺癌之风险及病理改变鲜有相关性，也不预示恶变甚至癌前病变。因此，罹患乳腺癌前的乳房疼痛，多与乳腺癌无直接关联。在多数情况下，乳房疼痛具有自限性。在国外，多数患者获得的唯一处理是解释安慰（reassurance）。对于乳房下垂的女性，使用带钢圈的支撑胸罩可缓解乳腺痛；运动时佩戴运动内衣则能减轻和乳房运动相关的疼痛。部分女性可通过热敷、冰袋或轻柔按摩以缓解疼痛。乳腺囊性增生病所致的乳房疼痛恶变概率在 1% ～ 4%。然而，多数研究结果显示，伴有组织学乳腺增生，尤其伴有非典型增生的患者，具有高危恶变的风险。单纯乳腺腺病、纤维囊性增生及周期性结节，并没有手术的必要。"可疑恶性"始终是乳腺外科医生进行活组织检查或手术切检的指征。外科干预的主要目的是避免漏诊、误诊乳腺癌，或切除可疑病变。

那么，中医治疗乳房疼痛效果是否显著呢？答案是毋庸置疑的。中医学认为，乳房疼痛源于肝气郁结，使得胸胁经络气机运行不畅；因忧愁思虑损伤脾胃，或饮食肥甘厚腻导致脾气虚衰，进而运化失职，津液不能正常输布，内生湿邪。湿邪性质重浊、黏滞，易积聚于乳络，长时间则痰湿互结，阻滞则痛。另外，若先天禀赋不足或后天过度劳累、房劳过度，耗损元气以致肾气亏虚，不能滋养冲任二脉，引发冲任失调，这会直接影响乳房与子宫的气血运行。气滞、血瘀、痰凝在乳房、子宫内积聚，乳络不通则产生疼痛。此病机错综复杂，涉及肝、脾、肾三脏。治疗时，宜采用疏肝理气、活血化瘀、化痰散结、补肾调冲之法。通过辨证施治，内服中药能有效缓解乳房疼痛。外治法包括针灸、推拿、艾灸、中药外敷、穴位贴敷、穴位埋线、耳穴治疗、刺络拔罐、刮痧等，这些方法可直接作用于局部，使药物直达病灶，或通过疏通经络穴位整体调节内分泌，对乳房疼痛有显著疗效。内外治结合治疗起效快、简便易行、疗程短、安全可靠、患者易于接受，具有明显优势。

【专家建议】

多数乳房疼痛和乳腺腺病、纤维囊性增生及大囊肿等良性病症相关。值得注意的是，乳腺癌引发的乳房疼痛并不常见，而且多数乳房疼痛与乳腺癌的风险及其病理变化几乎没有关联。建议每半年进行一次乳腺复查，并根据医生建议选择合适的复查方式，如彩超、X线或磁共振检查。若出现难以忍受的疼痛、乳房肿块迅速增大或乳头溢血等症状，应立即前往医院确诊，以免错失治疗的黄金时机。

在乳房疾病的预防和保养方面有几点建议：

1. 保持心情愉悦，培养并坚持个人爱好，投身于自己喜爱的事物中。

2. 维持规律的作息习惯，避免熬夜，尽量在每晚11点前入睡，以遵循自然的生理节律。

3. 保持适量运动，如太极拳、八段锦等，特别推荐林毅教授编创的"女性养生导引功"，既节省空间又效果显著。年轻女性可选择健美操、原地跑步、跳绳等有氧运动。运动不仅能让身体充满活力，还有助于缓解焦虑情绪，并促进胃肠蠕动。特别是拉伸胸部的运动，如扩胸、旋肩等，能有效促进胸部血液循环，保持气血畅通，从而缓解乳房疼痛。

4. 保持饮食规律，确保大便畅通。

5. 选择佩戴大小适中、承托力适中的胸罩。

6.在经过正规医院检查并排除恶性与炎性乳房疾病后，可自行对乳房疼痛部位进行按摩。方法是以手掌和指腹从乳房四周向乳头方向轻轻按摩，再围绕乳头做环形按摩。具备中医基础者，还可通过按压膻中穴、乳根穴和期门穴等穴位来缓解疼痛。

7.在治疗药物方面，可选择我院的院内制剂——消癖口服液系列，或具有相似功效的非处方中成药。寻求专业医生进行中医的辨证论治（涵盖内治与外治法），这是为每个人量身定制的个性化治疗方案，对治疗乳房疼痛效果显著。如有必要，医生会建议进行活检，以确定乳房疾病是否发生恶变。

（郭莉主任）

主要参考文献

❶刘璐，郑新宇.乳腺良性病变的组织学分型及其乳腺癌风险［J］.中国实用外科杂志，2016，36（7）：720-724.

❷Hartmann LC，Sellers TA，Frost MH，et a1.Benign breast disease and the risk of breast cancer［J］.The new England Journal of medcine，2005，353（3）：229-237.

❸Dyrstad SW，Yah Y，Fowler AM，et a1.Breast cancer risk associated with benign breast disease：systematic review and meta-analysis［J］.Breast Cancer Res Treat，2015，149（3）：569-575.

❹中华预防医学会妇女保健分会乳腺保健与乳腺疾病防治学组.乳腺增生症诊治专家共识［J］.中国实用外科杂志，2016，36（7）：759-762.

❺黄小靖，刘卓超.中医治疗乳痛症的研究进展［J］.中国民族民间医药，2016，25（5）：32-34.

❻谭玉培，张董晓，付娜，等.中医外治法治疗乳腺增生症的临床研究进展［J］.世界中西医结合杂志，2020，15（2）：388-392.

乳房出现无痛性硬块，会是乳腺癌的征兆吗？

　　回溯往昔，那是 2013 年 3 月，春日的一个午后，我在漫步中无意间触碰到了左乳侧面，似乎察觉到了一个硬块。我细心触摸，那硬块约莫五分硬币大小，既无痛感也无痒感，令我颇为困惑，这究竟是何物？又缘何会出现在此？归至单位，与一位女同事闲话间提及此事，她急切地催促我赶紧就医，莫要等闲视之。然而，我自觉那硬块并无任何痛痒之感，且去年十月才刚刚做过乳腺彩超，结果显示不过是乳腺增生，想必并无大碍。时值我先生回乡照顾老母，我便想待他归来后再一同前往医院。虽然内心并未太过在意，但同事们却纷纷劝我不要耽搁，更有一位热心的同事主动帮我在网上预约了广东省中医院乳腺科，巧的是，接诊的正是张孝娟主任医师。犹记那日午后，我做了 X 线检查，结果却令人愕然——疑似乳腺癌？那一刻，我惊愕不已，心中惴惴不安。次日清晨，彩超结果又显示疑似淋巴结转移！我手持报告找到张医师，她建议我即刻住院接受系统治疗，并为我开具了住院卡。那日中午，我如行尸走肉般回到单位，精神恍惚，茶饭不思。关门独处之时，终于忍不住放声大哭，泪水如决堤之洪。哭罢，我擦干泪水，开始着手交接工作。夜幕降临，归家之后，我再次在先生怀中痛哭失声，心中悲切难以名状，为何命运要如此捉弄我！短短时日，一个不起眼的小硬块，怎会与乳腺癌扯上关联？次日，我强打起精神入院治疗，经病理检查，确诊病情已然不轻。幸运的是，在同事的催促下，我及时前往广东省中医院乳腺科就诊，倘若再拖延些许时日，恐怕此篇文章便无法与诸位相见了。小小的硬块，虽不起眼，却万万不可轻视！我在此恳请诸位，一旦发现类似硬块，务必第一时间前往医院检查确诊，以免贻误病情。

（患者阿敏）

【乳腺专科医生答复】

当自我检查发现乳房出现肿物，即便不痛不痒，也绝不可轻视，因为恶性肿瘤可能正在悄然滋生。当然，并非所有肿物都意味着恶性肿瘤，发现肿物时，我们首先要做的是鉴别其良恶性。

通常，我们可以从形状、质地、边界和生长速度等方面来初步判断肿物的性质。良性肿瘤往往呈圆形或椭圆形，表面光滑，边界清晰，多为单发，纤维腺瘤也可能多发。其质地适中，如同触摸鼻尖的感觉，且可以推动。良性肿瘤的生长速度一般较慢，但也需注意，某些良性叶状肿瘤可能会迅速生长。相对而言，恶性肿瘤通常质地坚硬，如同触摸额头的感觉，边界模糊，表面凹凸不平，与周围组织紧密相连，难以推动，且生长速度较快。

此外，观察乳房皮肤的变化也是重要的诊断依据。如乳房皮肤出现发红、水肿、"橘皮样"或"酒窝样"改变，以及乳头凹陷或方向改变，都应引起高度重视。特别是当一侧乳头近期出现凹陷时，必须及时就医。同时，还要注意观察乳头、乳晕是否有糜烂现象。若挤压乳头及乳晕周围出现溢液，特别是咖啡色或血性溢液，应警惕恶性肿瘤的可能性，并尽快就医检查。

在医院，我们可以借助各种仪器检查来进一步明确诊断。常见的检查方法包括乳腺彩超和乳腺 X 线。在乳腺彩超影像中，如果肿物呈现低回声、边界不清晰、回声不均匀、有点状强回声、周边蟹足样浸润、后方回声衰减，以及周边有丰富的血流信号等特征，甚至出现腋下淋巴结肿大、淋巴结皮髓质分界不清等情况，则应考虑乳腺恶性肿瘤的可能性。相反，如果肿块形态规则、边界清晰、回声均匀且后方回声无衰减，则良性肿瘤的可能性较大。在 X 线检查中，如果肿物边缘不规则、毛糙、呈星芒状毛刺或可见泥沙样钙化等特征，也应考虑恶性肿瘤的可能性。

最后需要强调的是，病理学检查是诊断的金标准。针对乳房肿物可进行穿刺活检或手术活检，以获取组织样本进行病理学检查以明确诊断。早发现、早诊断、早治疗是控制乳腺癌发展的关键措施，对于提高患者的生活质量和生存率具有重要意义。

【专家建议】

定期进行乳房自检，一旦发现乳房肿块，便应及时就医。对于40岁以上的女性，建议每年由专科医生进行一次全面的临床体检，并辅以相关的影像学检查以作筛查。若影像学检查无法明确肿块的良恶性，或存在高度恶变嫌疑时，可通过肿物穿刺或手术活检来进一步确定肿物性质。恶性肿瘤的早期发现与治疗至关重要，只有及早诊治，方能在其萌芽状态就将其扼杀，从而确保最佳疗效，并助力患者实现更长的生存期。

（刘丹医生、陈莹医生）

主要参考文献

❶吴在德，吴肇汉.外科学［M］.北京：人民卫生出版社，2008.
❷中国抗癌协会乳腺癌专业委员会，中华医学会肿瘤学分会乳腺肿瘤学组，邵志敏.中国抗癌协会乳腺癌诊治指南与规范（2024年版）［J］.中国癌症杂志，2023，33（12）：1092-1186.

乳头内陷，有治疗的必要吗？

在往昔那个较为矜持的年代，人们对身体奥秘的探寻尚显肤浅。当我胸部初次发育时，伴随着乳房的疼痛，我却怯于向同窗或父母倾诉，只能默默承受这份痛楚。那时，我触摸到自己的胸部似乎有些坚硬，且观察到乳头略显内陷，然而对于这是否正常，我无从得知，毕竟当时的健康教育尚未普及。直到乳房疼痛难忍，我才向妈妈吐露了这份困扰。然而，妈妈只是轻描淡写地告诉我这是成长的必经之路，这让我误以为乳房的疼痛与乳头的内陷都是理所当然。岁月流转，我成家立业，生儿育女。在哺乳期间，我察觉到孩子吸吮乳汁时颇为费力，后来方知是乳头内陷所致。但因乳头形态一直如此，且未引发任何不适，我也未曾多加留意。如今，身为一名乳腺癌康复者，我不禁思索，我的癌症是否与这乳头内陷有所关联？这内陷的乳头，是否需要寻求医治？又有何种疗法可以矫治呢？

（患者小张）

【乳腺专科医生答复】

乳头乳晕复合体是乳房不可或缺的构成部分。在正常情况下，乳头位居乳晕中央，并向外凸起。乳头内陷是乳房畸形的一种常见表现，从医学角度可划分为原发性和继发性两大类。原发性乳头内陷多因中胚层增殖不良，导致乳头和乳晕的平滑肌发育欠佳，乳头下方缺乏足够的组织支撑。而继发性乳头内陷则常由乳腺内部病变引起的组织异常牵拉所致，在临床上多与乳腺癌、乳腺炎及乳腺相关手术有关。

从美容医学的视角来看，乳头内陷主要影响女性乳房的美观；然而从乳腺外科临床医学的角度来看，乳头内陷导致的清洁困难不仅容易引起局部糜烂和反复感染，更重要的是可能影响女性的正常哺乳功能。此外，由恶性肿瘤或炎症引起的乳头内陷应引起高度重视，并需及时就医。因此，对于乳头内陷，我们首先要明确其成因，是发育不良还是继发病理因素，因为不同的成因将决定后续的治疗方案。针对该患者自发育时期就出现的乳头内陷，很可能是由于发育不良所造成的。

对于发育不良导致的乳头内陷，国内外主要采取手术和保守治疗两种方法。手术治疗主要是通过松解或切断挛缩的乳腺导管及相关周围组织，并用物理方法填补乳头基底空虚部分，从而缩小乳头基底。但手术创伤较大，可能遗留瘢痕，影响美观，更重要的是可能损伤乳管，导致未育女性术后无法哺乳，因此不为大部分患者所接受。保守治疗则弥补了手术治疗的这一弊端，主要包括手法牵引、负压吸引和器械持续牵引等。保守治疗对乳管损伤较小，如矫形成功，可以最大限度地保留患者的哺乳功能。我们专科主要针对发育不良所致的乳头内陷采用保守的器械持续牵引治疗，通过弹力持续牵引，利用应力刺激维持组织再生和活跃生长，促进乳头基底组织撑托功能的恢复，实现乳头外露。此方法不破坏乳头导管结构，可保留正常哺乳功能。根据我们专科的回顾性研究，未生育的年轻女性术后乳头回缩的比例较大，约占 28.57%，而有生育史的女性术后回缩比例仅占14.29%。

【专家建议】

原发性乳头内陷极少引发乳腺癌，如前述患者之情况，无需过分忧虑。对于那些已有子女但因乳头内陷而未能哺乳，仍希望再次生育并哺乳的女性，建议佩戴矫正器以矫正乳头形态。

然而，对于成年后无明显诱因逐渐显现的单侧乳头内陷，应给予高度关注。此状况可能暗示恶性肿瘤已侵犯乳房大乳管，因此需及时寻求医疗帮助。

（陈莹医生、钟少文主任）

主要参考文献：

❶王炜.整形外科学［M］.杭州：浙江科学技术出版社，1999.

❷王茹，熊梓汀.乳头内陷的手术治疗现状［J］.临床医药实践，2019，28（1）：60-62.

❸陈莹，周劲志，李小连，自制矫形器纠正乳头内陷的临床研究［J］.中国医药导报，2015，12（27）：98-101，105.

❹Aysal B K，Sever C.A New Technique in Correction of Nipple Inversion Using Dermal C Flaps［J］.Aesthetic plastic surgery，2021，46（1）.

❺Byun I，Koo H，Kim S，et al.Double triangle suture technique for inverted nipple correction while preserving the lactiferous ducts［J］.Journal of Cutaneous and Aesthetic Surgery，2022，15（4）.

什么样的乳头溢液要警惕乳腺癌?

身为一名乳腺癌康复者，我已走过3年的康复之路，方才从癌症的阴霾中逐渐走出来。追忆往昔，我曾长年受乳头溢液之困扰，即便停止哺乳，仍有淡黄色液体持续渗出，时而如脓般黏稠，甚至有一孔流出褐色液体。多年来，症状时轻时重，却始终未曾断绝。直至我察觉乳头近旁有肿块，经手术切除后，方知罹患乳腺癌。如今我深思，此等乳头溢液与乳腺癌之间，是否存在某种隐秘的联系？又究竟何种性质的乳头溢液，方能成为乳腺癌的预警信号呢？

（患者阿仪）

【乳腺专科医生答复】

乳头溢液是女性非妊娠及非哺乳期时乳头出现的排液现象。

生理性乳头溢液多为乳房自我调节之结果，常表现为双侧、多导管、非自发性溢液，色泽可从乳白色变化至褐色。病理性乳头溢液则发生于非妊娠及非哺乳期，其特点为自发性、持续性，且多源于单一乳管。此种溢液多因乳腺导管上皮增生、乳管内炎症、出血、坏死乃至肿瘤所引发，形态包括浆液状、浆液血性、血性、水样、脓样等，常见于导管内乳头状瘤、乳腺腺病、导管扩张及乳腺癌等疾病。

据统计，80%～90%的乳头溢液源自良性病变。由乳腺疾病所引发的病理性乳头溢液，多为单侧单孔。血性溢液者罹患乳腺癌的风险较其他类型溢液者为高。有研究显示，血性溢液患癌症的风险显著高于非血性溢液。单侧乳头血性溢液，除可能为乳腺癌外，亦有可能是导管内乳头状瘤。一般认为，终末导管多发性导管内乳头状瘤，即导管内乳头状瘤病，属于癌前病变，应积极予以干预。若同侧乳头反复出现血性溢液，需高度警惕导管内恶性病变的可能性，建议进行增强 MRI 检查，并积极考虑手术活检。有学者曾报道了两例非血性溢液最终确诊为导管原位癌（DCLS），提示非血性溢液亦不能排除手术干预之必要。因此，当病史及体检提示溢液为良性时，可进行超声及乳腺 X 线检查以定期复查；对于单孔、自发性、血性或浆液性溢液者，若乳腺 X 线及超声检查均为阴性，则视为低风险，可选择乳管造影定位后行主导管切除术，或随访 1 ～ 2 年（或直至症状消失）。若发现可疑问题，则需进行影像引导经皮活检或主导管切除术。

【专家建议】

乳头溢液有生理性与病理性之分，其中 80% ～ 90% 源于良性病变。若双侧乳头出现多孔溢液，多为良性，可定期进行随访。若单侧单孔溢液呈褐色、淡黄色或墨绿色等，可进行乳腺彩超及 X 线检查，也可以选择导管内视镜检查。对于单孔鲜红色或咖啡色血性溢液，尤其是伴有局部肿块者，应提高警惕，避免挤压等过度刺激，并建议及时就医，进行导管镜、彩超或 X 线片检查，以排除恶变可能性。医生会根据具体情况建议是否需要手术治疗。

（郭莉主任、司徒红林主任）

主要参考文献

❶Park CJ，Kim EK，Moon HJ，et al.Reliability of breast ultrasound BI-RADS final assessment in mammographically negative patients with nipple discharge and radiologic predictors of malignancy ［J］.J Breast Cancer，2016，19：308-315.

❷Zervoudis S，Iatrakis G，Economides P，et al.Nipple discharge screening ［J］. Womens Health （Lond Engl），2010，6：135-151.

❸Chen L，Zhou WB，Zhao Y，et al.Bloody nipple discharge is a predictor of breast cancer risk：a meta-analysis ［J］.Breast Cancer Res Treat，2012，132：9-14.

❹ 王懋莉，吴克瑾，马凤华.以乳头溢液为唯一临床表现的乳腺癌（附75例报告）［J］.外科理论与实践，2019，24（3）：242-247.

已经做过乳腺彩超，是否还需进行 X 线、MRI 检查?

我患乳腺癌后已经康复 5 年了，每每回想起那段经历，总是不禁热泪盈眶。8 年前，单位进行例行体检时，发现我乳房上有个小囊肿。我当时忧心忡忡，带着体检报告辗转多家医院，寻求专家意见，希望能得到权威的诊断。医生们都建议我做乳腺 B 超和 X 线检查。但我对此颇为抵触，因为听说 X 线的射线可能对女性有害，而且既然已经要做彩超了，为何还要做 X 线呢？这让我百思不得其解。尽管内心万般不愿，但考虑到身体是自己的，医生建议先做检查再判断，我也只能遵从。然而，我仍心有不甘，于是又通过关系联系到了广东省人民医院的一位名教授。她仔细查看了我之前的 B 超和 X 线报告后，建议我再做个磁共振（MRI）检查。我感到非常困惑，已经做了彩超和 X 线，为何还要做 MRI 呢？但出于对教授的信任，我还是按她的建议做了 MRI 检查。结果诊断为囊性增生，病情并不严重，但教授建议我每年都要进行 MRI 复查。这让我感到奇怪，因为其他姐妹通常只需进行彩超和 X 线的定期检查，而我为何需要更昂贵的 MRI 检查呢？这三项检查究竟有何区别？它们各自的优缺点又是什么？

（患者兵兵）

【乳腺专科医生答复】

临床上，许多乳腺癌患者都曾有过兵兵的疑虑。面对乳腺彩超、X 线和磁共振等多种乳腺影像学检查应如何选择呢？接下来，我们将详细探讨这三种检查的优劣势及其适应证，助您作出明智的决策。

乳腺彩超作为超声检查的一种，以无痛、无辐射、经济实惠且操作便捷的特点而受到青睐。它可以短期内多次重复检查，对于肿块性病变的性质（囊性、实性）判断相当准确。在检查致密性乳腺患者（以年轻女性居多）时表现尤为出色，同时，它还能有效探查腋下及乳腺引流区的淋巴结。然而，乳腺彩超也有其局限性：它难以分辨无肿块型病灶，对微小钙化灶不敏感，并且高度依赖操作者的技术水平，难以进行回顾性分析。因此，仅凭彩超检查是无法完全满足临床需求的。

关于乳腺 X 线，为何有些患者在做完彩超后，医生还会建议进行 X 线检查呢？"横看成岭侧成峰，远近高低各不同"，彩超与 X 线实际上是相辅相成的。超声对细小钙化灶的识别能力有限，而 X 线则对此类钙化灶极为敏感，甚至能探测到直径小于 2mm 的钙化灶。钙化被视为乳腺癌的一个重要影像学标志，能助我们更早地发现病灶。因此，X 线常能检出临床触诊及彩超均难以发现的病灶。事实上，乳腺 X 线筛查已被证实能有效降低乳腺癌的死亡率。现在，您明白为何彩超之后还需进行 X 线检查了吧？

既然 X 线与乳腺超声相辅相成，那是否所有女性筛查时都应进行 X 线检查呢？答案是否定的。乳腺 X 线是通过软射线穿透乳腺组织进行诊断的。乳腺不仅包含腺体，还有脂肪组织。对于未哺乳的年轻女性，其乳腺腺体往往较为"致密"，这可能会影响软射线的穿透效果，从而降低 X 线的敏感性。然而，随着年龄增长，腺体密度会逐渐降低，脂肪组织开始穿插其中，此时 X 线的敏感性和准确性会相应提高。因此，《中国抗癌协会乳腺癌诊治指南与规范（2021 年版）》建议，一般自 40 岁起开始进行 X 线筛查（每 1 ～ 2 年 1 次），美国相关的乳腺癌筛查与诊断指南（2021 年版）建议 40 岁以上女性每年进行 1 次 X 线筛查。对于乳腺 X 线检查显示为致密型乳腺的情况，联合乳腺超声检查可以提高筛查的敏感度。因此，乳腺超声检查可作为乳腺 X 线筛查的有力补充。

有些人可能会担心 X 线检查的辐射问题。但请放心，其辐射范围是安全的。我们生活中的辐射包括天然辐射和人工辐射。天然辐射无处不在，甚至空气、食物和饮料中都存在，而人工辐射主要来源于医疗照射。根据我国《电离辐射防护与辐射源安全基本标准》，每次乳腺 X 线照射的平均剂量需控制在 3.0mGy 以内。实际应用中，多项研究表明，乳腺 X 线的照射剂量介于 1.3 ~ 2.0mGy。与其他放射检查相比，如成人接受一次骨盆正位片的辐射量约为 10mGy，头颅 CT 约为 50mGy，因此每年进行 1 次乳腺 X 线检查的辐射剂量是相对较低的，十分安全。对于需要进行乳腺 X 线筛查的人群而言，其利远大于弊。

彩超与 X 线已经相当出色，那为何部分患者仍需进行 MRI 检查呢？这源于 MRI 的独特优势。磁共振检查简称 MRI，它无辐射，对软组织的分辨率极高，且具有很强的敏感性，能够发现 X 线和超声可能遗漏的乳腺癌病例。更值得一提的是，动态增强 MRI 能深入揭示病变的血流动力学特点，为良性与恶性病变的鉴别提供了有力支持。《中国抗癌协会乳腺癌诊治指南与规范（2021 年版）》指出，以下情况推荐做 MRI 检查：当乳腺 X 线或超声检查不能确定病变性质时，可以考虑采用 MRI 进一步检查；腋窝淋巴结转移，原发灶不明者；高危人群筛查；乳腺癌分期；乳腺癌患者新辅助治疗后的效果评估；乳腺癌保乳术患者的应用等。但是 MRI 的特异性差，且费用较高，因此不作为我们检查的首选。而且 MRI 不适合体内装有金属异物的人群检查（如心脏起搏器、金属支架、人工关节、金属假牙、金属宫内避孕装置）等；不适合幽闭恐惧症患者。

【专家建议】

乳腺 X 线是乳腺癌筛查的核心手段，能有效提升早期乳腺癌的诊断率，对改善乳腺癌患者的生存率具有深远意义。尽管乳腺 X 线存在辐射，但辐射剂量极低（每次小于 3mGy），因此按照指南推荐的时间间隔进行定期筛查是安全可靠的。乳腺彩超具有无创、无辐射、操作简便等特点，适用于各年龄段女性的检查，是乳腺影像学检查的重要组成部分，与乳腺 X 线共同构成乳腺检查的完整体系。当彩超和 X 线发现的微小或可疑病灶难以确诊时，我们推荐进一步进行乳腺 MRI 评估。同时，乳腺 MRI 也可作为高危人群的筛查手段之一。

（康梦玲医生、徐飚主任）

主要参考文献

❶中华医学会放射学分会乳腺学组.乳腺影像检查概述［J］.中华放射学杂志，2014，48（9）：707-710.

❷中国抗癌协会乳腺癌专业委员会.中国抗癌协会乳腺癌诊治指南与规范（2021年版）［J］.中国癌症杂志，2021，31（10）：954-1040.

❸中华人民共和国国家质量监督检验检疫总局.电离辐射防护与辐射源安全基本标准［M］.北京：中国标准出版社，2002.

❹沈茜刚，顾雅佳，郑晓静，等.乳腺X线摄影辐射剂量、乳腺密度及体成分三者间的相关性研究［J］.中国癌症杂志，2018，28（10）：755-761.

❺梁挺，谢萍，陈掌凡，等.广西160例数字化乳腺X射线摄影受检者剂量调查分析［J］.中国辐射卫生，2017，26（5）：541-544.

❻郭玮珍，黄伟旭，谭光享，等.乳腺X射线摄影所致受检者辐射剂量调查研究［J］.中国辐射卫生，2014，23（6）：502-504.

❼中国抗癌协会.中国女性乳腺癌筛查指南［J］.中国肿瘤临床，2019，46（9）：429-431.

腋下淋巴结肿大，是否意味着乳腺癌？

30 年前，我发现左腋下存在淋巴结节，它们既不痛也不痒，大小也未见显著变化。那时，我尚未具备乳腺保健的意识，因此一直未予重视。直至 2006 年，我偶然触及左侧乳房的肿块，才促使我前往广东省中医院进行检查。经诊治，医生建议我住院治疗；而后，我被确诊为乳腺癌并接受了切除手术。然而，我心中始终萦绕着一个疑问：我患上的乳腺癌，是否因当年对腋下淋巴结肿大的忽视所导致？由于淋巴结肿大并未带来任何身体不适，我未曾多加留意，它竟悄然存在了 30 年。那么究竟在何种情况下，我们应当提高警惕，及时就医呢？另外，淋巴结肿大是否最终都会演变为乳腺癌？若会，这一过程又需要多长时间呢？

（患者兰芳）

【乳腺专科医生答复】

我非常理解您对乳腺癌病因的疑虑，以及对腋窝淋巴结肿大问题的担忧。作为乳腺肿瘤专科医生，我依据临床经验，结合文献资料，为您阐释腋窝淋巴结肿大与乳腺癌之间的关系，并提供科学的保健建议，希望能缓解您的焦虑，并为广大女性朋友的乳腺健康提供指导。

首先需明确的是，腋窝淋巴结肿大并不会直接导致乳腺癌。乳腺癌的形成是遗传基因、激素环境、生活方式等多重因素交织的结果。而腋窝淋巴结肿大，实际上是乳腺癌细胞转移到腋窝淋巴结后的一种常见症状，二者并不构成直接的因果关系。

那么，为何乳腺癌患者会出现腋窝淋巴结肿大呢？这要从淋巴结的构造和功能说起。淋巴结作为免疫系统的重要一环，遍布全身，而腋下正是上肢与乳腺淋巴的重要引流区域。其内部结构包括淋巴小结、淋巴窦及淋巴管等，能过滤病原体和废物，并激活免疫细胞对抗"外敌"。因此，当乳腺癌细胞侵入淋巴管时，淋巴结内的免疫细胞会作出反应并增多，从而导致淋巴结肿胀。

腋窝淋巴结肿大的成因复杂，除乳腺癌外，还包括：

1.感染：如乳腺炎引发的淋巴结反应性增大，通常伴随发热和疼痛。

2.肿瘤性增长：涉及淋巴系统的原发恶性肿瘤，如淋巴瘤、白血病，或其他癌症的淋巴结转移。

3.自身免疫病，如系统性红斑狼疮。

4.特发性淋巴结肿大，其成因尚不明确。

临床上对腋窝淋巴结肿大的诊断，需综合考虑病史、体格检查、影像学检查（如超声、PET-CT）等，必要时还需进行细针穿刺或淋巴结活检以明确原因。

您提及的淋巴结肿大已持续30年，可能属于特发性肿大。这类肿大通常无症状，属正常机体变异，临床意义有限。您最终被诊断为乳腺癌，主要与2006年发现的乳腺肿块相关，而非淋巴结肿大直接导致。因此，您无需对过去的淋巴结肿大过分忧虑。

【专家建议】

综上所述，腋窝淋巴结肿大虽为乳腺癌的常见症状，但淋巴结本身并不会引发乳腺癌。针对无明显症状的淋巴结肿大，临床上需谨慎进行鉴别诊断。我建议您今后应定期自查乳房，留意乳房及腋窝有无异常变化。一旦发现肿块或疼痛，务必及时就医检查。定期进行乳腺影像学检查，如超声和乳腺X线等，亦有助于及早发现问题。定期体检至关重要，能够更敏锐地把握个人健康状况。

（罗伟医生、刘晓雁主任）

主要参考文献

❶杨俊超，杨一飞，李丽，等.首发浅表淋巴结肿大患者病因诊断及临床分析[J].现代中西医结合杂志，2014，23（3）：263-264.

❷冯雪园，杨克酩，闫朝岐.隐匿性乳腺癌的诊断与治疗[J].临床外科杂志，2016，24（9）：722-723.

❸梁艳，高清平.210例浅表淋巴结肿大病因分析[J].武汉大学学报（医学版），2011，32（1）：129-132.

乳腺囊肿是否需要即刻就医处理，是否存在恶变风险？

> 我患乳腺增生已经多年，每次体检都会发现存在乳腺囊肿。医生解释其中充满液体，并嘱咐我定期进行检查，若囊肿过大，可考虑穿刺治疗。我确实接受过穿刺，经化验确认为良性，然而囊肿总是反复出现，难以彻底根治。因此，我想了解，乳腺囊肿是否需要立即就医处理？另外，乳腺囊肿是否会发生恶变？
>
> （患者小美）

【乳腺专科医生答复】

乳腺囊肿是女性常见的乳房疾病。据美国放射影像网络学会的一项前瞻性研究，该研究涵盖 2809 名乳腺癌风险增高的女性，结果显示 37.5% 的女性存在乳腺囊肿，且 35 ～ 50 岁为发病高峰。乳腺囊肿可分为三种类型：单纯性囊肿、复杂性囊肿和复合性囊肿，各类型处理方式不尽相同。

单纯性囊肿属于良性病变，其内无实性成分及异常血流，恶性风险极低，通常无需特别处理，除非出现明显疼痛等症状。即使出现疼痛，也可先尝试通过调节个人情绪来缓解疼痛。研究显示，舒缓心理和保持乐观态度能有效缓解 86% 的轻度乳房疼痛、70% 的中度乳房疼痛和 52% 的重度乳房疼痛。若症状性单纯性乳腺囊肿在穿刺抽吸后仍多次复发，应重新进行乳腺相关检查，如 X 线和彩超检查，以评估病灶是否有恶变迹象。

对于囊壁或间隔壁较厚但无实性成分的复杂性囊肿，其恶性率也极低，通常低于 1%。因此，可以根据患者实际情况选择进行囊肿穿刺抽吸等检查，或者选择定期随访观察。6 个月后应复查影像学检查，根据结果判断囊肿是否稳定。若检查发现病变有增大或变化，则需在影像学引导下进行细针抽吸活检或手术切除，以进行病理检查。

与单纯性囊肿和复杂性囊肿相比，复合性囊肿更需引起关注和重视。复合性囊肿的特征是囊壁和（或）间隔壁厚度大于0.5mm，同时存在囊性和实性成分，超声检查下可见无回声和强回声两种成分。此类囊肿在影像学检查报告中的BI-RADS分级通常为4a或以上。复合性囊肿被诊断为恶性肿瘤的风险在1%～23%。风险范围较广的原因可能部分归咎于超声技术的准确性不足，导致无法准确鉴别肿物的囊实性及超声检查结果解读的差异。因此，这类患者应进一步检查，如选择MRI进行评估，并在超声引导下进行细针穿刺或空芯针穿刺活检，必要时进行手术切除活检以明确病灶性质。

细针抽吸活检能准确诊断良性囊性病变，并在评估乳腺囊性乳头状病变中发挥重要作用，有助于避免空芯针穿刺活检可能出现的假阴性结果。细针抽吸活检与空芯针穿刺活检的联合应用，对于正确诊断和临床治疗具有关键意义。

【专家建议】

您可以咨询您的主治医生，以确定您的乳腺囊肿属于何种类型。

若诊断为单纯囊肿且无疼痛等不适症状，可暂不就诊，持续观察。

若您的囊肿在多次抽吸后仍复发，或为复杂性囊肿，则建议每半年前往医院进行一次复查。

对于复合性囊肿，我们强烈建议您及时来院就医，以便进行更深入的检查与治疗。

此外，若影像学检查显示乳腺病变为BI-RADS 4a或以上分类，我们建议患者及时前往医院就诊，以确保早期发现并采取适当的治疗措施。

（司徒红林主任）

参考文献：

❶Berg WA，Campassi CI，Ioffe OB.Cystic lesions of the breast：sonographic-pathologic correlation.Radiology 2003，227：183.

❷Daly CP，Bailey JE，Klein KA，Helvie MA.Complicated breast cysts on sonography：is aspiration necessary to exclude malignancy？ Acad Radiol 2008，15：610.

❸Berg WA，Sechtin AG，Marques H，Zhang Z.Cystic breast masses and the ACRIN 6666 experience.Radiol Clin North Am 2010，48：931.

❹National Comprehensive Cancer Network （NCCN） Clinical Practice Guidelines in Oncology.https：//www.nccn.org/professionals/physician_gls/pdf/aml.pdf （Accessed on February 20，2019）.

❺National Comprehensive Cancer Network （NCCN） Clinical Practice Guidelines in Oncology.https：//www.nccn.org/professionals/physician_gls/pdf/aml.pdf （Accessed on February 20，2019）.

❻Xin He，Yihong Wang，Gahie Nam，et al.A 10 Year Retrospective Review of Fine Needle Aspiration Cytology of Cystic Lesions of the Breast with Emphasis on Papillary Cystic Lesions.Diagn Cytopathol.2019，47（5）：400-403.

乳腺纤维瘤是否会恶变，是否必须手术？

　　我乳房多年来经常胀痛，每次的体检报告都提示有增生现象。当时，医生告知这主要是由于月经前后激素水平的变化，并无大碍，因此未建议服药治疗。此后，每次经前的乳房疼痛我并未过多关注。然而，某次洗澡时，我无意中摸到了一个硬块，这是以前从未有过的。我内心深感惊慌，担心自己是否患上了乳腺癌。在如今这个癌症患者众多的时代，我辗转反侧，夜不能寐。

　　第二天，我怀着忐忑的心情前往医院。医生检查后，建议我进行彩超检查。结果显示，我的乳房内存在多个纤维瘤，其中一个直径达到1.8cm，医生建议通过手术切除，而另外一些较小的纤维瘤，直径在0.5～1.0cm，则需定期复查。听到"纤维瘤"和"手术"这两个词，我顿时感到软弱无力，心中充满了恐惧。我还未结婚生子，担心手术会在乳房上留下瘢痕，影响未来的生活。

　　面对手术的提议，我犹豫不决。医生看出我的担忧，建议先进行药物治疗，让我有足够的时间考虑是否接受手术。我陷入了两难的境地，一方面希望避免手术，另一方面又担心病情恶化。如果手术切除了较大的纤维瘤，那些较小的纤维瘤会不会继续增长？它们有没有恶变的可能？我是否应该一次性切除所有纤维瘤以绝后患？

（患者阿光）

【乳腺专科医生答复】

　　乳腺纤维腺瘤是乳房最常见的良性肿瘤，可单发或多发，其病程往往较长。多数病灶保持稳定或增长缓慢，但也有少数会迅速增大。通过体格检查和影像学检查，我们可以作出初步的临床诊断。

研究显示，在 35 岁以下且临床诊断为纤维瘤的患者中，仅有 72% 在最终的病理确诊中被证实为纤维瘤。值得注意的是，纤维腺瘤与叶状肿瘤在影像上具有相似性。在某些研究中，最初超声检查提示为良性的患者中，有 42% 最终被病理确诊为分叶状肿瘤；而最初超声检查提示为可疑恶性或不确定的患者中，有 46% 最终被确诊为纤维腺瘤。

显然，由于影像学检查的局限性，纤维瘤的最终确诊仍需依赖于病理学活检。乳腺微创手术，不仅用于良性肿物的切除，也常用于乳腺病灶的活检。

纤维瘤的癌变风险极低，介于 0.12% ～ 0.30%，且恶变者多为小叶原位癌。因此，并非所有检查发现的纤维腺瘤都必须手术治疗，而是可以选择动态随访观察。在随访过程中，若肿瘤出现迅速生长，则建议停止随访并接受外科处理。那么，什么样的生长速度才算"迅速"呢？具体标准如下：首先，半年内肿瘤最大直径增长达到或超过 20%；其次，对于 50 岁以下的患者，若肿瘤最大直径每月增长 ≥ 16%；最后，对于 50 岁及以上的患者，肿瘤最大直径每月增长 ≥ 13%。满足上述任一条件，即可判定为生长迅速。

除了肿瘤生长迅速外，随访过程中 BI-RADS 分类的提高也是进行外科干预的指标之一。此外，纤维腺瘤还可能导致乳房形状的改变、乳腺不适，以及增加患者的心理压力等。因此，在充分告知并获得患者同意的前提下，是否进行手术应尽可能尊重患者的选择。外科治疗的主要方法包括传统的开放性肿瘤切除术和真空辅助微创旋切术。

【专家建议】

针对临床诊断为纤维腺瘤的患者，关于是否需要及时到医院进行手术，我们应根据不同情况采取不同的处理策略。

1. 对于那些纤维腺瘤生长缓慢或基本无变化的患者，特别是 35 岁以下且已通过空芯针穿刺活检确认为纤维腺瘤的青年患者，建议每半年进行一次定期随访。

2.纤维腺瘤在静止期恶变的概率相对较低，因此不必急于进行手术治疗。即使肿瘤体积相对较大，但只要其BI-RADS分类为2类或3类，仍可选择适当时机进行手术。

3.若在随访期间观察到肿物在短期内显著增大，或其BI-RADS分类上升，这可能意味着存在恶变的风险，此时医生会推荐尽快进行手术治疗。

4.如果您对自己的病情非常担忧，感到有较大的心理压力，建议咨询您的主治医生，以决定是否有必要尽快进行手术。

（司徒红林主任）

主要参考文献

❶Wilkinson S，Anderson T J，Rifkind E，et al.Fibroadenoma of the breast：A follow‐up of conservative management［J］.British Journal of Surgery，1989，76（4）：390-391.

❷Bode M K，Rissanen T，Apajasarkkinen M .Ultrasonography and core needle biopsy in the differential diagnosis of fibroadenoma and tumor phyllodes.［J］.Acta Radiologica，2007，48（7）：708-713.

❸范志民，王建东，华彬，等.超声引导下真空辅助乳腺活检手术专家共识及操作指南（2017版）［J］.中国实用外科杂志，2017，37（12）：1374-1376.

❹Shinde SR，Jussawalla DJ.Lobular carcinoma arising in a fibroadenoma［J］.J Surg Oncol，1982，20（1）：59-61.

不慎被儿子撞到，竟引发乳腺炎？会是乳腺癌的征兆吗？

大约半个月前，我的右侧乳房不慎被儿子撞到，当时并未在意。然而近日，我惊讶地发现整个乳房出现了红肿，右侧乳房较左侧明显增大。虽然红肿，但并无明显痛感。触摸时，可以感觉到一个巨大的肿块，几乎占据了整个右侧乳房，质地坚硬。这让我感到非常担忧，这究竟是乳腺炎还是乳腺癌的症状呢？为了明确诊断，我应该进行哪些检查？又有何种治疗方法可以帮助我恢复健康呢？

（患者阿靖）

【乳腺专科医生答复】

乳房受撞击后出现肿块，需仔细鉴别乳腺炎与乳腺癌。特别是肉芽肿性乳腺炎（GLM）的单纯肿块型，在初期与乳腺癌症状相似，易造成误诊。两者均可能表现为乳房结块、边界模糊，且皮肤颜色及温度可能正常，质地硬韧，有时伴有同侧腋窝淋巴结肿大。肉芽肿性乳腺炎常见于育龄女性，特别是近期有生育史者，常与乳汁淤积或异常泌乳有关，病前可能有乳房外伤，短期内出现疼痛性肿块，发展迅速，可能出现红热、溃脓等症状。乳腺癌症状多样，以肿块为主，多质地硬，边界不清，活动性差，部分患者有橘皮征或酒窝征，也可伴有腋窝淋巴结肿大。对于无明显诱因或症状不典型者，需通过病理检查排除乳腺癌。本例患者有明确的乳房外伤史，撞击后乳房红肿、迅速增大，因此，考虑肉芽肿性乳腺炎的可能性大，但需进一步检查以确诊。

乳腺彩超是首选的影像学检查，而病理诊断是"金标准"，对乳腺炎与乳腺癌的鉴别至关重要。推荐采用空芯针穿刺活组织检查（也称粗针穿刺活检），不建议细针穿刺细胞学检查。对本例患者，后续建议进行空芯针穿刺病理活检。此外，随着微生物检测技术的进步，棒状杆菌在GLM中的致病作用日益受到重视，因此，完善病原微生物检测也很重要。

确诊为肉芽肿性乳腺炎后，治疗方法多样，包括中医药治疗、手术治疗、激素治疗、抗生素治疗、免疫抑制剂治疗和观察治疗等。中医药治疗此病具有明显优势和疗效，强调辨证论治，分期而治，采用内外结合的综合治疗方法。肿块期以消除为主，成脓不溃或排脓不畅则宜采用托法排毒，肿块溃破后则宜采用补益法调理。同时结合中药外敷、化腐清创、药线引流等中医特色疗法，疗效显著，在保持乳房外形和功能上具有明显优势。

【专家建议】

乳房外伤后出现疼痛性肿块，需注意鉴别乳腺炎与乳腺癌。乳腺彩超是首选的影像学检查方法，病理活检是确诊的"金标准"，建议进行空芯针穿刺活检，并可进一步完善病原学检查。确诊为肉芽肿性乳腺炎后，治疗方法多样，充分发挥中医药的特色与优势，结合中药内服与外治，能取得良好的治疗效果。

（赖米林医生、刘晓雁主任）

主要参考文献

❶Fletcher A，Magrath IM，Riddell RH，et al. Granulomatous mastitis：a report of seven cases［J］.J Clin Pathol，1982，35（9）：941-945.

❷王蕾，刘晓雁.肉芽肿性小叶性乳腺炎中西医研究进展.中华乳腺病杂志，2017，10（11）：305-309.

❸司徒红林，陈前军.林毅乳腺病学术思想与经验心悟［M］.北京：人民卫生出版社，2013：119-124.

❹朱华宇，司徒红林，吴元胜.肉芽肿性乳腺炎中医综合治疗与手术治疗的回顾性队列研究［J］.时珍国医国药，2014，25（3）：635-637.

❺马巧玲.中医综合疗法治疗肉芽肿性乳腺炎40例［J］.中外医学研究，2012，

10（10）：64-65.

❻钟少文.刘晓雁，孙杨，等肉芽肿性乳腺炎中医外治与手术方法的效果比较
［J］.中国医药导报，2015，12（34）：60-63.

乳腺肿物是否必须进行穿刺活检?

由于我的盲目自信和知识的匮乏，十几年来我从未进行过体检，对于乳腺健康的知识也一无所知。尽管早些时候我察觉到乳房有些异常，但我既担心又心存侥幸，总觉得不会有什么大问题。然而，因为我的拖延和忽视，最终我患上了乳腺癌。

当我住进医院，开始接受治疗前的全面身体检查时，医生询问我为何没有及早寻求医疗帮助。他严肃地告诉我："由于时间拖延过长，肿瘤已经长到了 8 ～ 10cm，这是非常危险的!"面对医生的责备，我只能以苦笑和无奈回应，因为这确实是我自己的疏忽和无知所导致的。

接下来，我经历了一系列的检查，包括抽血、B 超、骨扫描等。当医生提到需要进行穿刺活检时，我感到了极大的恐惧。我曾听说穿刺针很粗，针头像吸管那么粗，而我平时就连打预防针或退热针都感到害怕。我恳求医生是否可以不进行穿刺，直接进行手术。然而，医生耐心地解释，穿刺活检是为了更快更准确地了解肿瘤的性质和情况，在当时是必不可少的步骤。

尽管医生的话语非常在理，我也明白这是为了我更好治疗，但内心对穿刺活检的恐惧仍然难以消除。在亲友的劝说下，我最终鼓起勇气接受了穿刺。当我走进手术室时，我仍然害怕得双手抱住肩膀直打哆嗦。在走廊上碰到钟少文医生时，他看到我紧张的样子，笑着安慰我说："不要怕，先打麻醉针，你感觉不到疼痛的。"虽然我当时半信半疑，但上了手术床后，医生给我乳房打了麻醉针，我确实没感觉到疼痛。我甚至还睁开眼偷看医生是如何操作的。那根针确实很粗，但整个过程并没有我想象中的那么可怕。

现在回想起来，虽然穿刺活检的过程有些令人恐惧，但我知道这是为了我的健康所必需的。不过，我还是有些担心那么粗的针头会对身体造成一定的创伤。同时，我也好奇是不是所有需要住院手术的人都需要进行穿刺活检？穿刺以后会不会导致肿瘤转移到其他地方呢？

（患者爱弟）

【乳腺专科医生答复】

早发现、早诊断、早治疗对于提升乳腺癌的治疗效果具有至关重要的意义，而病理活检则是确诊乳腺癌的最可靠标准。那么，对于乳房病灶的活检，究竟是术前穿刺更佳，还是术中直接切检更为合适呢？

在乳腺科，常见的病理组织活检方式包括空芯针穿刺、真空辅助旋切活检，以及外科手术活检等。传统的活检方式通常采用外科手术进行切除活检，但相较于穿刺活检，其缺点在于创伤较大。同时，术中冰冻病理可能存在假阴性，从而需要二次手术。此外，它无法在术前确定肿瘤的分期和分型，这会影响手术方式的选择和切口设计，也不适合用于判断是否需要进行新辅助治疗。

空芯针穿刺活检因操作简便、创伤小，且能获得足够的组织量进行病理诊断而受到青睐。研究表明，乳腺空芯针穿刺活检的敏感性高达97.7%，特异性为100%。在超声引导下，穿刺活检标本与切除活检标本的组织学诊断符合率高达90%～96%。因此，许多国内外的指南都推荐在手术前进行空芯针穿刺活检或真空辅助活检。当然，对于相对较小、无法触及的肿块，或无法在影像学引导下定位的病灶，则可通过影像学定位后进行局部的区段切取活检。

尽管指南推荐空芯针穿刺活检作为术前诊断的方式，但在临床实践中，许多患者都担心空芯针穿刺是否会导致肿瘤的转移或种植。理论上，任何对癌组织的刺激，包括针刺、切除、活检组织或其他检查，甚至用力搓揉、挤压等，都可能造成癌细胞的脱落或播散。穿刺活检确实会破坏肿瘤的"完整性"，从而增加针道种植、局部复发的风险，甚至增加肿瘤细胞入血的风险。然而，实际上大部分脱落的癌细胞都会被机体自身的免疫系统清除。只有在免疫功能低下或脱落的癌细胞过多、超过自身清理能力的情况下，才会出现种植转移。

美国芝加哥的一项研究揭示，无论是空芯针穿刺还是真空辅助旋切活检，都存在乳腺癌细胞碎片脱落并移位的现象。其中，空芯针穿刺的发生率高于真空辅助旋切（37%∶23%）。然而，该研究还发现了另一个重要现象：肿瘤移位的发生率和数量与活检至手术切除的时间间隔成反比。这意味着脱落的肿瘤细胞碎片在移位后并不能长时间存活，而是会被机体清除。另一项来自澳大利亚的回顾性研究显示，术前进行空芯针穿刺活检的189例患者与未进行空芯针穿刺活检的530例患者相比，局部复发率并无显著差异（1.1%∶2.1%），且两者的总生存率也未见明显差异。该研究还比较了空芯针活检与定位切除活检之间的局部复发率，结果同样表明两者之间的复发率无明显差异（3.77%∶3.70%）。

综上所述，空芯针穿刺活检作为乳腺癌术前的诊断方法是安全的。

【专家建议】

1. 对于疑似恶性乳房病灶，建议在术前进行穿刺病理活检以明确诊断。这样的活检能为是否需要采取新辅助治疗及选择何种手术方式提供关键的决策信息。若查体无法触及肿块、病灶过小，导致超声引导下穿刺困难，或在乳腺 X 线检查中发现可疑的钙化灶，则可通过影像学定位进行外科手术切除活检。

2. 多项研究显示，空芯针穿刺对肿瘤的局部复发风险和患者的总生存率并无影响，因此，该操作被认为是安全可靠的。

3. 对于诊断为晚期乳腺癌或需要接受新辅助治疗的患者，建议使用粗针进行穿刺，以明确病理性质和免疫组化情况，从而为后续治疗提供指导。

（张旭医生、徐飚主任）

主要参考文献

❶Krag DN, Anderson SJ, Julian TB, et al.Technical outcomts of sentinel-lymph-node resection and conventional axillary-lymph-node dissection in patients with clinically node-negative breast cancer: results from the NASABP-32 randomised phase Ⅲ trial［J］.Lancet Oncol, 2007, 8（10）: 881-888.

❷Mohammad, Motamedolshariati, Bahram, Memar, Mohsen, Aliakbaian, Mohammad T, Shakeri, Mohammad, Samadi, Ali, Jangjoo.Accuracy of prognostic and predictive markers in core needle breast biopsies compared with excisional specimens.［J］.Breast care（Basel, Switzerland）, 2014, 9（2）: 107-110.

❸中国抗癌协会乳腺癌专业委员会.中国抗癌协会乳腺癌诊治指南与规范（2021年版）［J］.中国癌症杂志, 2021, 29（8）: 954-1040.

❹Breast Cancer Screening and Diagnosis, Version 4.2023, NCCN Clinical Practice Guidelines in Oncology.［J］.Journal of the National Comprehensive Cancer Network: JNCCN, 2023.

❺陈淑如, 吴楚成, 柳镇玉.术前空芯针穿刺活检术对乳癌的诊断价值［J］.青岛大学学报（医学版）, 2018, 54（4）: 419-422.

姚贝娜的故事与我的警醒
——定期体检，及早发现乳腺癌的重要性

姚贝娜，这位我深爱的歌手，因在浙江卫视的《中国好声音第二季》中的出色表现而名声大噪。然而，更令人痛心的是，她在成名后不久便因乳腺癌离世，年仅33岁。2011年5月，姚贝娜勇敢地接受了手术，且术后的各项指标均表现良好。但令人担忧的是，她当时太年轻了，仅有29岁。经过化疗后，她的身体恢复了健康，之后她便全心投入到歌唱事业中。由于对工作极度热爱，她忙碌到忘记了定期复查的重要性。直到2014年6月，在主治医生的多次催促下，她才抽出一天时间去复查，但不幸的是，癌细胞已经发生了转移。33岁，她就这样离开了我们。她的主治医师曾感慨道："姚贝娜太热爱自己的事业了，宁可牺牲很多其他东西。"

姚贝娜的故事给我敲响了警钟。我曾经也像她一样，体检时医生告知我双乳存在多发钙化灶，属于高危人群，但我当时并未太过在意。然而，当姚贝娜因此离世后，我才深刻意识到医生所说的高危人群并非空穴来风。于是，在2014年我立即进行了检查，彩超结果显示疑似乳腺癌。尽管我不愿意接受这个事实，但专科医生的回复也让我意识到情况的严重性，他建议我尽快入院接受手术治疗。术后病理诊断为左乳腺浸润性导管癌。幸运的是，由于发现得早，我得以进行保乳手术。术后我完成了6次化疗、29次放疗，并坚持进行他莫昔芬内分泌治疗。如果姚贝娜能够严格遵守医嘱，定期及时复查，也许我们就不会失去这样一位优秀的歌手了。

（患者建宇）

【乳腺专科医生答复】

乳腺癌已成为威胁现代女性健康的重要因素，其发病率高居女性恶性肿瘤之首。为了降低死亡率，早发现、早诊断和早治疗显得至关重要。英国癌症研究中心的最新研究显示，癌症早期发现并治疗，患者的10年生存率可达到90%。因此，世界卫生组织（WHO）强调，早发现、早诊断、早治疗是乳腺癌防控的基石。同时，2022年发布的《中国女性乳腺癌筛查指南》也明确指出，乳腺癌筛查对于提高早期诊断率、生存率及生存质量具有显著效果。

针对不同女性的乳腺癌发病风险，我们需区分高风险人群和一般风险人群来制定相应的筛查方案：

乳腺癌高危风险女性的定义至少符合以下一个条件：

1. 至少2位一级或二级女性亲属曾罹患乳腺癌。

2. 至少1位一级亲属携带已知的BRCA1/2基因致病性遗传突变。

3. 至少1位一级亲属符合以下任一条件的乳腺癌患者：①发病年龄小于或等于45岁；②发病年龄在45～50岁，且至少1个一级亲属患有任何年龄的卵巢上皮癌、输卵管癌或原发性腹膜癌；③患有2个原发性乳腺癌，且首次发病年龄小于或等于50岁；④不论发病年龄，至少2个一级亲属患有任何年龄的卵巢上皮癌、输卵管癌或原发性腹膜癌；⑤男性乳腺癌。

4. 自身携带乳腺癌致病性遗传突变。

5. 一级亲属中有遗传性肿瘤综合征。

6. 曾患有乳腺导管或小叶中重度不典型增生或小叶原位癌。

7. 曾接受胸部放疗。

（注：一级亲属指父母、子女及兄弟姐妹；二级亲属指祖父母、外祖父母、叔伯、姑、姨、舅。）

不属于上述高危风险范围的女性则被视为乳腺癌一般风险女性。

鉴于国内外各大指南对乳腺癌筛查的年龄建议存在差异，结合中国实际情况，《中国抗癌协会乳腺癌诊治指南与规范》推荐一般风险人群的乳腺癌筛查起始年龄为40岁。然而，对于乳腺癌高危人群，建议将筛查起始年龄提前至40岁之前。

筛查的主要手段包括乳腺X线检查、乳腺超声检查、乳腺临床检查、乳房自我检查，以及乳腺MRI检查等。

乳腺癌一般风险人群筛查建议：对于40岁以上的女性，推荐每1～2年进行一次乳腺X线检查。若乳腺X线检查显示腺体为c型或d型，即致密型乳腺，则建议联合B超检查以提高诊断准确性。

乳腺癌高危人群筛查指南：针对乳腺癌高危人群，筛查应提前至40岁之前开始。建议每年进行一次乳腺X线检查，每6～12个月进行一次乳腺超声检查，并同样频率进行乳腺体检。如有必要，还应每年进行一次乳腺增强MRI检查。

乳房自检对于及早发现乳房病变，以及提升女性乳房健康意识非常有帮助。因此，建议绝经前女性在每次月经来潮后的第7～14天进行自检。

乳房自检方法简述（图1）：①面对镜子，仔细观察乳房形态、肤色、是否有凹陷，以及乳头是否有分泌物等异常。②双臂先叉腰后抬起，重复观察上述内容。③张开五指，用指腹轻触乳房，检查是否有肿块。之后并拢四指，在乳房上滑动检查，注意是否有卡住感，这可能表明存在肿块。④仰躺，在胸部下方垫一坐垫，然后用四指指腹检查是否有肿块。⑤将四指放于腋下，检查腋窝是否有肿块。⑥轻轻挤压乳头乳晕，检查是否有溢液。

若发现乳房肿块、乳头湿疹样改变、乳头溢液（特别是血性溢液）、乳头回缩或腋窝淋巴结肿大等异常情况，请尽快就医。

对于已经确诊的乳腺癌患者，应遵循医嘱进行规范的随访治疗。具体随访建议如下：①在治疗后的第1～2年内，建议每3～4个月进行一次随访（针对低风险乳腺癌和导管原位癌的患者，随访频率可为每6个月一

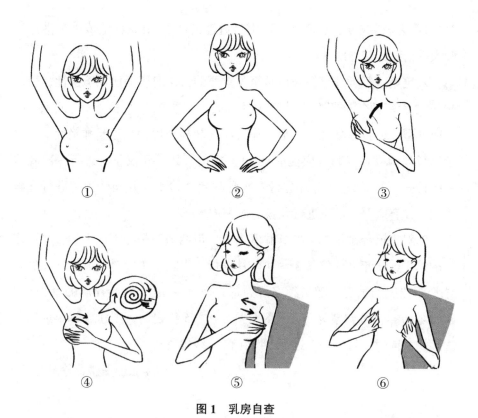

图 1 乳房自查

次）；同时，每 12 个月应进行一次乳腺 X 线检查。在治疗后的第 3～5 年内，随访频率可调整为每 6～8 个月一次；5 年之后，则建议每年进行一次随访，并且每 12 个月仍需进行一次乳腺 X 线检查。②对于无症状的患者，我们不建议进行额外的实验室或影像学检查，如血常规、生化检验、肿瘤标志物检测、胸透、骨扫描、肝脏超声检查、CT 扫描，以及 FDG-PET-CT 等检查。③对于正在服用芳香化酶抑制剂或进行卵巢去势的患者，我们建议定期进行骨密度检查，以确保骨骼健康。

【专家建议】

1. 定期进行乳房自检是非常有必要的，这不仅有助于及时发现乳房病变，还能增强女性对乳房健康的重视。一旦在自检中发现乳房有肿块、乳头出现湿疹样改变、有溢液（特别是血性溢液）、乳头回缩或腋窝淋巴结肿大等情况，应立即就医。

2.定期进行乳腺癌筛查也是至关重要的：①对于一般风险女性，建议40岁之后每两年进行一次乳腺 X 线筛查。若乳腺 X 线检查显示腺体为 c 型或 d 型，即致密型乳腺，则推荐联合 B 超检查以提高诊断准确性。②对于高危风险女性，筛查应提前至40岁之前开始。建议每年进行一次乳腺 X 线检查，每6～12个月进行一次乳腺超声检查，并同样频率进行乳腺体检。如有必要，还应进行乳腺增强 MRI 检查。

3.对于已经确诊的早期乳腺癌患者，定期随访是必不可少的：在治疗后的第1～2年，建议每3～4个月进行一次随访（针对低风险乳腺癌和导管原位癌的患者，随访频率可为每6个月一次）；在治疗后的第3～5年，随访频率可调整为每6～8个月一次；5年之后，则建议每年进行一次随访。同时，每年都应进行一次乳腺 X 线检查。

（张旭医生、徐飚主任）

主要参考文献

❶ YIP，CH.Guidelinge implementation for breast healthcare in low-and middleincome countries：early detection resource allocation［J］.Cancer，2008，113.

❷ 沈松杰，孙强，黄欣，等.中国女性乳腺癌筛查指南（2022年版）［J］.中国研究型医院，2022，9（2）：6-13.

❸ 中国抗癌协会乳腺癌专业委员会.中国抗癌协会乳腺癌诊治指南与规范（2021年版）［J］.中国癌症杂志，2021，29（8）：954-1040.

❹ Cardoso，F，Paluch-Shimon，S，Senkus，E，et al.5th ESO-ESMO international consensus guidelines for advanced breast cancer（ABC 5）.ANN ONCOL.2020；31（12）：1623-1649.doi：10.1016/j.annonc.2020.09.010.

❺ Breast Cancer Screening and Diagnosis，Version 4.2023，NCCN Clinical Practice Guidelines in Oncology.［J］.Journal of the National Comprehensive Cancer Network：JNCCN，2023.

我是否属于乳腺癌的高危人群?

　　如今,随着经济条件的改善,人们对健康的关注度也日益提高,癌症,尤其是乳腺癌,成为许多人的恐惧之源。在日常生活中,我们应该如何呵护乳房,以尽可能地远离乳腺疾病呢?我也时常感到乳房胀痛,甚至能触及肿块,这令我十分担忧,因此我迅速寻求了医疗帮助,唯恐患上乳腺癌。对于有家族病史的妹妹,她是否也需要定期进行乳腺检查呢?由于我的母亲曾是乳腺癌患者并接受过手术,而我的姨妈也因乳腺癌离世,我深恐自己也会受到这种疾病的侵袭。美国演员安吉丽娜·朱莉为预防乳腺癌而提前切除双乳的勇敢决定,更让我深刻反思自己的健康状况。那么,究竟哪些人更容易受到乳腺癌的威胁?我们又应如何评估自身的乳腺癌风险?在日常生活中,我们该如何呵护乳房,以尽可能远离乳腺疾病的困扰?此外,我的妹妹是否也应该定期进行乳腺检查呢?

（患者晓庆）

【乳腺专科医生答复】

　　乳腺癌的发病率逐年攀升,这使得众多女性朋友对癌症感到恐惧,特别是那些存在家族史的女性。那么,有哪些措施可以让我们未雨绸缪呢?又有哪些方法有助于我们预防癌症呢?要回答这些问题,我们得从乳腺癌的病因说起。乳腺癌的病因包括内因和外因两方面:内因主要是指遗传因素,这是我们无法选择的;而外因则涉及生活方式、环境条件等多种可控因素,是我们可以后天改善的。

　　1. 家族史与遗传因素。乳腺癌具有显著的家族聚集性。若您的家族中有乳腺癌病史,比如您的母亲(一级亲属)或姨妈(二级亲属)曾患乳腺癌,那么您和您的妹妹罹患乳腺癌的风险可能会比普通人高出 2 ～ 3 倍。

但请注意，乳腺癌并非直接遗传，而是与"癌症基因"的遗传有关。这意味着，乳腺癌患者的亲属患病的概率虽然较高，但并非绝对会发病。其中，BRCA1 和 BRCA2 是女性乳腺癌的关键基因。中国抗癌协会乳腺癌专业委员会发布的专家共识指出，携带 BRCA1 基因突变的人群在 79 岁前罹患乳腺癌的风险为 37.9%，而携带 BRCA2 基因突变的人群则为 36.5%。

2. 雌激素水平。雌激素和孕激素在乳腺癌细胞的生长和繁殖过程中起着关键作用。因此，无论是体内自然产生的雌激素还是外部摄入的雌激素增加，都可能提升患乳腺癌的风险。例如，月经初潮较早或绝经较晚的女性，其乳腺癌的风险会相应增加。每推迟一年月经来潮，乳腺癌的风险约降低 15%；而每推迟一年绝经，风险则增加 3%。此外，生育和哺乳也被认为可以降低长期罹患乳腺癌的风险（这也是医生建议适时生育和适当哺乳的原因）。绝经后女性使用的激素替代疗法可能与乳腺癌风险的增加有关。

3. 放射线暴露。这是一个明确的会增加肿瘤风险的因素。乳腺组织对电离辐射的致癌作用较为敏感。电离辐射的影响是具有累加性的，即多次小剂量暴露与单次大剂量暴露具有相同的危险性，存在着明确的剂量 – 效应关系。例如，在日本长崎原子弹爆炸的幸存者中，乳腺癌的发病率显著上升。那些在儿童及青少年时期曾接受胸部放疗的人，成年后罹患乳腺癌的概率也会增加。

4. 不良的生活习惯。高脂肪饮食、过量饮酒、负面情绪，以及缺乏运动，都可能增加乳腺癌的风险。2019 年美国临床肿瘤学会年会上公布的研究指出，维护乳房健康的策略应包括合理饮食和适量运动。简而言之，就是"控制饮食，积极运动"。

那么，我们应该如何评估和保养乳房，以尽量远离乳腺疾病呢？

【专家建议】

虽然遗传因素是我们无法改变的，但我们可以通过相关评估来及时了解自身状况。可以通过检测 BRCA-1 和 BRCA-2 基因来评估罹患乳腺癌的风险。在条件允许的情况下，应适时生育并尽量哺乳，避免使用激素替代疗法和减少放射线暴露，保持健康的生活习惯，采用地中海式饮食，调整心态，保持适量运动，并定期接受乳腺检查。

（许锐主任）

主要参考文献

❶ Collaborative Group on Hormonal Factors in Breast Cancer （2001） Familial Breast Cancer：Collaborative Reanalysis of Individual Data from 52 Epidemiological Studies including 58209 Women with Breast Cancer and 101 986 Women without the Disease. Lancet，358，1389-1399.

❷ 邵志敏，沈镇宙，徐兵河.乳腺肿瘤学［M］.上海：复旦大学出版社，2013.

❸ George L Blackburn，Katherine A Wang.Dietary fat reduction and breast cancer outcome：results from the Women's Intervention Nutrition Study （WINS）1-4. Am J Clin Nutr 2007；86（suppl）：878S-81S.

❹ Wendy Y.Chen，Bernard Rosner，Susan E.Hankinson，et al；Moderate Alcohol Consumption During Adult Life，Drinking Patterns，and Breast Cancer Risk. JAMA，2011，306（17）：1884-1890.

❺ 中国医师协会精准治疗委员会乳腺癌专业委员会，中华医学会肿瘤学分会乳腺肿瘤学组，中国抗癌协会乳腺癌专业委员会，等.中国乳腺癌患者BRCA1/2基因检测与临床应用专家共识（2018年版）［J］.中国癌症杂志，2018，28（10）：787-800.

锁骨上下窝的结节会是癌转移的信号吗？

身为一名乳腺癌幸存者，在经历了手术和化疗、放疗等常规治疗之后，我在术后两年的体检中，在右锁骨上窝发现了一个结节。那时的我，内心充满了恐惧与迷茫，深怕这是乳腺癌淋巴结的转移。如果真的如此，对我而言无异于晴天霹雳。化疗的痛苦经历仍刻骨铭心，让我一度想要放弃治疗。幸运的是，司徒主任耐心地开导我，详尽地分析了各种治疗方案的利弊。最终，我下定决心入院接受了锁骨上窝和左腋下淋巴结的切除手术。等待病理结果的日子如同煎熬，每一天都像是度日如年。终于在几天后，我等到了期盼已久的结果——良性！心中的巨石瞬间落地。恰逢朋友来访，我们一起分享了这份喜悦，病房里洋溢着欢声笑语和祝福。我由衷地感激医护人员、朋友和家人的关怀与支持。我想对所有姐妹们说，一旦发现身体有任何异常，一定要及时去医院进行检查，为了自己和家人，我们要倍加珍爱生命！

那么，乳腺癌术后锁骨上下窝出现的淋巴结肿大，是否都像我所经历的那样是良性的呢？我们又该在何种情况下保持警惕，及时就医呢？如果真的是恶性淋巴结，医生会建议我再次接受化疗吗？那将是一段多么艰难的时光啊！但无论如何，我都会怀揣希望，勇敢面对。

（患者颖虹）

【乳腺专科医生答复】

乳腺癌术后，医生会遵循指南定期为患者进行全面检查。在细心的检查过程中，除了乳房，医生还会触诊患者的双侧腋下和双侧锁骨上下窝。这一举动意在何为呢？这是医生在检查是否存在肿大的淋巴结。有些淋巴结因体积较大或患者形体偏瘦，可以在体表明显观察到突起的肿物，形态小至豆子般，大如红枣、核桃。然而，有些淋巴结位置较深，触诊无法探及，这时便需借助其他辅助检查手段。当患者看到检查报告中"肿大淋巴结"几个字时，往往会心生忧虑，担心病情是否复发，严重程度如何，甚至对生命的剩余时间产生疑虑。

目前，乳腺癌术后锁骨上下窝的肿大淋巴结大多通过影像学检查发现，其中彩超因其便捷性和常用性而广受欢迎。值得注意的是，肿大的淋巴结并非全部由肿瘤侵犯引起，还可能与炎症或反应性增生有关。这些不同的病因在彩超图像上均有所体现。良性淋巴结呈现出典型的类肾形回声，而恶性淋巴结则因肿瘤侵蚀导致淋巴结髓质部的高回声部分或全部消失。经验丰富的彩超医生可根据这些典型的声像特征作出初步判断。若淋巴结形态良性，医生会建议进行动态观察；若形态疑似恶性，则会建议进行病理检查，因为只有病理检查发现癌细胞才能确诊为癌转移。

淋巴结的病理检查方法包括手术活检、粗针穿刺和细针吸取细胞学检查等。细针穿刺类似于打针的动作，通过细针吸取细胞进行检查。这种方法创伤小、并发症少且应用广泛，可以为乳腺癌转移的淋巴结提供确切诊断。然而，由于抽取的细胞数量有限，存在假阴性的可能性。如果结果为阴性但医生仍怀疑有转移可能，则必须重复进行针吸或采用粗针穿刺、手术切除活检等方法。粗针穿刺则是使用活检枪抽取淋巴结组织，其准确性可能更高。但考虑到锁骨上下窝血管丰富，且粗针穿刺对淋巴结大小有一定要求，因此医生需综合评估其适用性。手术活检则是通过小手术完整切除淋巴结以进行检查，这种方法准确性最高，且充足的组织量可以方便病理科医生进行更深入的指标分析，如 ER、PR、HER2 阳性等，甚至对于疑难患者还可以进行多基因检测。

有些患者可能会担忧，若活检病理结果显示为乳腺癌转移，是否就意味着无法挽救了。医生完全能理解这种担忧，然而，即便活检证实存在转移，也并不意味着病情已至极度严重。若常规检查中未发现合并其他部位的转移（如重要脏器），而仅仅是术后患侧淋巴引流区（涵盖腋窝、锁骨上、下及内乳区淋巴结）的转移，或是伴有患侧两处及以上的引流区转移，这被称为孤立性复发。根据各大指南，面对孤立性复发，我们的治疗目标是"治愈"。当前，有多种治疗方法可供选择，例如化疗、放疗、内分泌治疗及手术等。具体采用哪种治疗方法，需要医生对患者进行全面评估，综合考虑肿瘤负荷、分子分型、复发时间，以及患者的整体状况等多个因素来作出决策。

【专家建议】

锁骨上下窝出现的结节并不全都是癌性结节。若影像学检查呈现出良性特征，则可以进行随访观察；而对于有恶性特征的结节，则需通过病理检测来确诊。目前，我们拥有多样化的治疗手段来应对这一情况。

（丘嫦医生、许锐主任）

主要参考文献

❶ 邵志敏，沈镇宙，徐兵河.乳腺肿瘤学［M］.上海：复旦大学出版社，2018.
❷ 张建兴.乳腺超声诊断学［M］.北京：人民卫生出版社，2012.
❸ 中国抗癌协会乳腺癌专业委员会.中国抗癌协会乳腺癌诊治指南与规范（2019年版）［J］.中国癌症杂志，2021，31（10）：954-1040.

我的乳房并无肿块，但检查发现了钙化点，该如何是好？

我曾以为，乳房全切后就再也不用担忧乳腺癌的复发，可以安心生活了。然而，现实并非如此，康复的道路上仍然充满了挑战和未知。对于我们这些对医学了解不多的乳腺癌患者来说，身体的任何微小变化都会引发我们的焦虑和不安，我也是其中之一。

2009年2月，我的左乳突然出现了严重的肿胀和疼痛，我前往广东省中医院进行检查，结果竟然被诊断为乳腺癌。由于肿瘤体积过大，当时无法进行手术，因此我必须先接受新辅助化疗。经过四轮化疗后，医生评估我可以进行手术了。于是，在2009年5月，我接受了左乳全切术。术后我积极配合医生的治疗方案，包括化疗、内分泌治疗和中药调理，并定期进行复查。我每半年进行一次全身体检，每年做一次X线检查。

然而，每次的检查结果都显示我的右乳存在不规则的回声。X线检查的结果更是让我心生恐惧——同一部位出现了多个针样钙化点。报告单上写着：右乳晕后腺体密度稍不均匀，部分区域密度增浓，出现模糊的小结节状阴影，特别是右乳上方区域，密度增浓且不均匀，其中可见数个针尖大小的钙化点。结论显示我右乳呈现混合型纤维囊性增生，BI-RADS分级为2级，医生建议我定期进行复查。

尽管医生们每次都告诉我问题并不严重，只需定期检查即可；但由于我曾经历过左乳的严重病情，现在我对自己的身体状况格外关注。虽然右乳目前并未检查出肿块，但这些钙化点让我深感忧虑，它们就像一颗定时炸弹，让我时刻担心会突然恶变为癌症。

如今，我更加担忧的是：这些钙化点到底有多严重？我是否需要服用药物或通过手术切除它们？又是否需要进行化疗或补充使用曲妥珠单抗？这些问题一直萦绕在我的脑海中，这个钙化点已经成为我的心病，我既担心又无助，不知道该如何是好。

（患者小弟）

【乳腺专科医生答复】

现在，许多人在听到"钙化"这个词时会感到特别紧张，立刻将其与乳腺癌联系在一起。首先，让我们来深入了解一下乳腺钙化的含义。钙化，实际上是乳腺 X 线检测到的乳房内部的钙质沉积现象。导致乳腺钙化的因素众多，例如肿瘤组织的退行性病变、导管内癌的坏死、含盐物质的分泌、钙盐的沉积、血管的钙化、良性肿瘤的存在，以及乳汁和皮肤等因素。

良性钙化包括皮肤钙化、血管钙化、良性肿瘤钙化等。从钙化形态上看，它们可以呈现为爆米花样、粗棒状、圆形、蛋壳样、中空状、牛奶样、缝线样及点状等。例如，长期存在于体内的纤维腺瘤可能会展现出像爆米花一样粗大的钙化形态。如果之前进行过乳腺手术，手术中所使用的缝线在体内钙化后，其在乳腺 X 线上的表现就像缝纫用的线一样。

具有高度恶性可能的钙化，在形态上通常表现为细沙粒状、小杆状、短棒状等，而从分布上看，它们可能呈现簇状、沿导管走向或弥漫性分布。在乳腺 X 线片中，如果在 $1cm^3$ 的范围内能观察到 5 个以上且直径小于或等于 0.5mm 的微小钙化灶，那么我们就应该提高警惕。钙化灶的数量越多，密集度越高，患乳腺癌的可能性就越大。这是因为细小的钙化灶往往出现在细胞生长分裂较为活跃的区域。如果局部有多个细小的钙化点聚集形成簇状，这可能意味着存在小的乳腺癌病灶。

总体而言，良性钙化灶通常比恶性钙化灶更为粗大，且边缘呈现粗糙或清晰的改变；而恶性钙化灶则通常较小且更为聚集。这两者的主要区别可以从钙化灶的形态和分布特征来进行判断。

大家普遍关心的另一个问题是：如果在乳腺 X 线检查中发现了钙化灶，是否一定要进行手术？对于这个问题，医生需要根据具体情况进行综合判断，有时还需要结合其他检查手段，如乳腺彩超。如果钙化灶呈现出单纯的良性形态，通常不需要进行活检。例如，当乳腺 X 线检查发现钙化灶，同时乳腺彩超检查发现乳腺存在多发囊肿，并且在同一位置也观察到钙化现象时，这种钙化很可能是由于囊肿中的物质沉积所引起的，因此并不需要进行手术治疗。

对于不能确定的钙化灶，乳腺科医生会建议患者进行密切的随访观察，或者根据患者的具体情况考虑进行病理活检（如患者存在极度焦虑情绪、正常生活受到影响、手术意愿强烈或有对侧乳腺癌的个人病史等）。如果钙化灶被认为具有高度恶性的可能性，则需要进行病理活检以明确诊断。活检的方式包括手术切检、定位空芯针活检、麦默通微创活检，以及影像学引导下的定位活检等。

也可使用超声引导下微创手术技术，运用"第二眼"超声进行反复扫查，以精确定位微钙化分布集中的区域，并在超声引导下进行微创手术操作。这种手术方式具有时间短、创伤小等诸多优点。

【专家建议】

乳腺钙化灶既有良性形态也有恶性形态存在，因此大家应该定期进行复查以密切关注其变化情况。乳腺科医生会根据患者的具体情况和综合判断，给出专业的意见和治疗方案。

（丘嫦医生、许锐主任）

主要参考文献

邵志敏，沈镇宙，徐兵河.乳腺肿瘤学［M］.上海：复旦大学出版社，2018.

乳腺癌术后，多久应进行一次全身复查？何时需复查如骨扫描、X 线等含辐射项目？

　　今年六月，我完成了保乳手术，并经历了四次 TC 方案化疗及 25 次放疗。因 HER2 呈阳性，目前我仍在接受曲妥珠单抗靶向治疗。相较化疗，曲妥珠单抗的副作用明显减轻，使我能够安心饮食、休憩，仅偶尔感到心慌，并无其他不适。昨日就医开药时，医生提及我已术后半年，建议进行全面复查。然而，考虑到我每三周便需住院注射曲妥珠单抗，全身复查是否确有必要？我听闻复查项目中的 X 线等带有辐射，而骨扫描更需注射含辐射药物。鉴于我近期已承受化疗与放疗的双重负担，是否能耐受这些检查？但若不检查，又如何及时发现复发或转移，以免耽误治疗？复查可否推迟数月进行？多久复查一次最为适宜？

（患者敏）

【乳腺专科医生答复】

　　关于乳腺癌术后的复查项目，临床医生会结合患者的具体情况，并参照各项指南来提出建议。这些建议应根据早期乳腺癌和晚期乳腺癌的不同情况来分别阐述。

【专家建议】

1. 早期乳腺癌

　　根据 2013 年 St.Gallen 共识，专家小组中的大多数人认同，在完成即时治疗（不包括长期内分泌治疗）后进行定期随访是恰当的。但需明确，"定期随访"并不等同于"定期检查"，这两者是有区别的。因此，我们强烈建议您详细阅读 2019 年欧洲肿瘤内科学会指南中关于随访的建议，这对于您考虑自身的状况至关重要。

（1）对于随访的频率，建议在术后的前 2 年内，每 3 ～ 4 个月进行一次定期随访（对于低风险和乳腺导管内原位癌患者可每 6 个月一次），在 3 ～ 5 年内，每 6 ～ 8 个月随访一次，之后则建议每年随访一次。随访的间隔时间应根据复发的风险和患者的实际情况进行调整。

（2）我们建议每年进行双侧（针对保乳术后患者）和（或）对侧乳房的 X 线检查（针对乳房切除后患者），在必要时还需进行超声和乳腺 MRI 检查。

（3）对于无明显症状的患者，我们不建议进行额外的实验室或影像学检查，如血细胞计数、常规生化检查、胸透、骨扫描、肝脏超声检查、CT 扫描、FDG–PET–CT 等，也不建议检测任何肿瘤标志物，如 CA153 或 CEA。

（4）对于使用芳香化酶抑制剂（AIs）或卵巢功能抑制剂（OFS）的患者，我们建议定期进行骨密度评估。

随访的主要目的是及时发现早期复发或对侧乳腺癌的征兆，以及评估和治疗与治疗相关的并发症等。请注意，随访的主要内容是关注患者出现的复发，并治疗相关并发症，而并非意味着需要每 3 ～ 4 个月就进行一次全面的"定期检查"。仅当患者出现肿瘤相关或治疗相关症状时，才需进行相应的检查。

您可能会担忧，等症状出现后再进行检查是否会延误治疗。然而，目前尚无证据表明，在无症状情况下进行检查并发现的复发，其干预治疗效果会优于有症状后再检查发现的复发。关于这一问题，您可以参阅《2015 年 NCCN 乳腺癌临床实践指南》以获取更多信息。

（1）如果您未发现新的肿块、胸壁皮肤或皮肤的改变、胸痛、乳房形状或大小的改变、乳房或手臂的肿胀等症状，我们建议您无需前往医院进行所谓的"定期检查"。对于有辐射的骨扫描等项目，医生会在确有必要时才提出建议。

（2）其他随访内容，如内分泌治疗的副作用症状等，您可以考虑前往医院进行专业咨询与处理。

2. 晚期乳腺癌

晚期乳腺癌的随访相较于早期乳腺癌略有不同，其主要目的在于评估治疗的效果及副作用。然而，由于晚期乳腺癌的复杂性，加之肿瘤特性的多样性和治疗方法的显著差异，各大指南所提供的建议也存在不同。但普遍而言，每2～4个月对治疗反应进行一次评估是大家普遍认同的做法。

倘若患者未出现明显的肿瘤恶化症状、体征或严重的治疗副作用，建议将评估间隔延长至可接受的最长期限，即4个月。

（叶玲玲医生、陈前军主任）

主要参考文献

❶ Cardoso F, Kyriakides S, Ohno S, et al.Early breast cancer: ESMO Clinical Practice Guidelines for diagnosis, treatment and follow-up.Ann Oncol, 2019 Oct 1; 30（10）: 1674.

❷ Society of Clinical Oncology Breast Cancer Survivorship Care Guidelinc.CA Cancer J Clin, 2016 Jan-Feb; 66（1）: 43-73.

❸ Lafranconi A, Pylkkänen L, Deandrea S.Intensive follow-up for women with breast cancer: review of clinical, economic and patient's preference domains through evidence to decision framework.Health Qual Life Outcomes, 2017 Oct 19; 15（1）: 206.

❹ Cardoso F, Senkus E, Costa A, et al.4th ESO-ESMO International Consensus Guidelines for Advanced Breast Cancer（ABC 4）Ann Oncol, 2018, 29（8）: 1634-1657.

第二章
治疗篇

失去乳房后，我还是一个完整的女人吗？又有哪些乳房重建的方法可以选择呢？

　　人们总是希望能在两难之间找到"两全其美"的解决方案。然而，在现实生活中，这样的好事往往难求。因此，当陈前军主任拿着我的X线片，沉重地告诉我"无法保留，需要全切"时，我愣住了。那一刻，虽然短暂，但我的内心却经历了漫长的挣扎与痛苦；"听医生的"，这几个字最终脱口而出，这代表了我对医生最深的信赖。乳房，对于女性而言，是身体的重要组成部分，它的失去无异于身心的重大创伤。尽管为了生命我不得不作出这样的选择，但切肤之痛仍难以言表。我仿佛能听到它无声的呐喊，同时求生的欲望也在心中回响。这样的挣扎，此生经历一次便足矣！毕竟，生命才是最宝贵的，美丽又怎能与之相提并论呢？经过深思熟虑，我和先生先后在手术同意书上签下了名字。

　　生命的残酷与现实总是相伴相随。失去一个乳房成为我永远的痛，无论是肉体还是心灵上的创伤都难以愈合。手术至今已经过去四年多，但伤口仍然会时不时地感到疼痛和麻木。我轻轻按压前胸时，甚至能清晰地感受到心脏的跳动和肋骨的轮廓。最让我痛苦的是单侧乳房的缺失所带来的身体严重不平衡。我清楚地记得，刚做完手术和第一次化疗后出院的那天，当我踏上人行道时身体突然失去平衡，摔倒在路边。在路人异样的目光中先生扶我起身。为何会摔倒呢？我思考了很久才明白，这是因为失去了一侧乳房导致身体失衡所造成的。这种突如其来的尴尬和痛苦让我倍感煎熬，几乎想要放弃。这种残缺让我深感痛心和无奈，对身边的爱人更是满怀愧疚，因为我已无法再给予他完整的爱抚。尽管先生从未嫌弃我，始终如一地爱着我，无微不至地关心和照顾我，但这反而让我更加愧疚。然而我又能如何呢？

从精神层面来看，即使单侧乳房缺失，我依然是一个女人；岁月、苦难、伤痛和病魔共同塑造了一个崭新的我，这个我是独一无二和与众不同的。失去并不代表不再拥有美丽，残缺也能展现出另一种美。我感激这些苦难，它们让我重拾了生活的信心，让我对生活有了新的追求。虽然我曾病倒，但健康人所拥有的，我也同样可以拥有。在苦难面前，我最引以为傲的就是"我还活着"，还有什么比活着更有意义的事情呢？从外表上看，我可以戴上义乳，康复后精神焕发地站在人们面前，我又何需自卑呢！

因此，我不禁想问：随着医疗科技的进步，是否有更多的选择可以让我们都成为完整且完美的女人呢？现在，我还有这样的机会吗？

（患者健瑛）

【乳腺专科医生答复】

1. 乳房缺失对女性心理的深远影响

乳腺癌患者在疾病确诊及治疗过程中，会面临巨大的心理压力。对疾病复发、转移及死亡的恐惧为她们带来了沉重的精神负担。除此之外，乳房的缺失不仅破坏了女性的身体完整性，更对她们的心理造成了严重创伤。乳房的失去，会导致女性的性别认同感减弱，自我吸引力降低，自信心受损，甚至会在心理和生理层面对其性功能产生一定影响。

研究显示，术后患者常因自觉身体缺陷而自信心受损。多数患者害怕伴侣对自己外形变化的反应，担心自己在伴侣眼中的形象受损，吸引力大减。同时，她们在某些公共场合会感到不自在，由于身体局部的缺失，穿衣选择变得有限，社会交际活动也受到不同程度的限制。各年龄段的患者，特别是年轻女性，表示在进行亲密行为时会因外形顾虑而遮盖身体，甚至回避亲密接触，进而影响性生活的和谐与夫妻关系的融洽。尽管老年患者（大于 65 岁）中，有相当一部分人认为自身吸引力并未大幅减弱，但仍有半数表示不愿面对镜子，这一比例在年轻患者中更高。

由此可见，乳房缺失导致的女性身体变化，会在不同程度上增加患者的精神压力。若这些压力得不到妥善缓解，可能引发焦虑、悲伤、自卑、愤怒等负面情绪，进而影响社会交往和婚姻质量，最终给患者及其家庭带来沉重负担。为了减少患者的负面情绪，重塑女性优雅外形，乳房重建手术应运而生。

2. 乳房 Ⅰ / Ⅱ 期重建简介

随着生活水平的提升，人们对美好生活的追求，以及医学技术的不断进步，乳房重建手术越来越受到女性的青睐。乳房重建不仅能重塑女性的形体完整，还能帮助她们重建自信，改善日常交往和夫妻关系，从而提高患者的生活质量。然而，对于部分患者来说，乳房重建仍然是一个相对陌生的概念。接下来，我们将简要介绍乳房重建的方式及其优缺点。

根据重建的时机，乳房重建可分为 Ⅰ 期重建和 Ⅱ 期重建。Ⅰ 期重建，也称为即刻重建，是指在进行乳腺癌手术的同时进行重建。相较于 Ⅱ 期重建，Ⅰ 期重建能够获得更佳的美学效果，避免二次手术，且患者无需经历乳房缺失的心理压力。但需要注意的是，对于预后较差的乳腺癌类型，如炎性乳腺癌，不适合进行 Ⅰ 期重建。同时，对于需要术后放疗的患者，放疗对重建乳房外形的影响尚存在争议。

Ⅱ 期重建，又称为延期乳房重建，是在乳腺癌术后一段时间，确认无复发转移后再进行的乳房重建。延期重建不会影响放疗的实施，但其美容效果相较于 I 期重建可能稍逊一筹，且需要患者接受两次手术。不过，两种重建方式的并发症发生率并无显著差异。

此外，根据重建材料的不同，乳房重建还可分为自体组织重建和异体组织重建。异体组织重建主要选择硅胶假体，这种方法的创伤相对较小，但由于假体的质地和大小限制，其手感和长期效果可能不如自体组织重建。自体组织重建则主要利用背部和腹部的组织，其中脂肪移植在乳腺癌重建中的应用仍在研究中。自体组织重建的优点是无排斥反应，且重建后的质地优良，但其创伤相对较大。

尽管重建方式各异，但最终目标都是根据患者的体型和身材，重建出对称、美观的乳房外形，同时还可以对原有的体型进行修饰和改善。

【专家建议】

乳房重建可以在保证最大范围清除恶性肿瘤的同时，最大限度还原乳房外形，重塑完美女人，在医生的指导和建议下选择合适的重建方式，可让您健康、自信地继续美好人生。

（陈莹医生、钟少文主任）

主要参考文献

❶ Yangx，Zhuc，Gu.The prognosis of breast cancer patients after mastectomy and immediate breast reconstruction：a meta analysis［J］.PLOSONE，2015，10（5）：e0125655.

❷ Zhongt，Huj，Baghers，et al.A comparison of psychological response，body image，sexuality，and quality of life between immediate and delayed autologous tissue breast reconstruction：a prospective long term outcome study［J］.Plastic and Reconstructive Surgery，2016，138（4）：772-780.

❸ 曹望，吴炅，乳腺癌患者报告结局量表BREAST-Q在乳腺外科中的应用［J］.中华乳腺病杂志（电子版），2017，11（5）：300-304.

❹ Teoi，Reecegp，Christieic，et al.Body image and quality of life of breast cancer patients: influence of timing and stage of breast reconstruction ［J］.Psycho Oncology, 2016, 25: 1106-1112.

❺张琪，李伦，修秉虬.中华放射肿瘤学杂志［J］.2019, 11: 806-810.

❻Chettri S R, Pignone M P, Deal A M, et al.Patient-Reported Outcomes of Breast Reconstruction: Does the Quality of Decisions Matter? ［J］.Annals of surgical oncology, 2023, 30（3）: 1891-1900.

❼Homsy P, Höckerstedt A, Hukkinen K, et al.Total breast reconstruction with lipofilling after traditional mastectomy without the use of tissue expanders［J］. Plastic & Reconstructive Surgery, 2023 Sep 1; 152（3）: 483-491.

姑姑的一句话，曾让我差点失去乳房，我究竟有没有选对保留乳房呢？

2010年9月，虽然阳光灿烂，但我的心情却如乌云密布，灰暗无比。单位体检时，发现我的右乳有问题，建议我立刻去大医院进行专科筛查，以确认是否患有乳腺癌。我匆匆赶到广东省中医院乳腺科，找到林毅教授，林教授看过我的报告后严肃地说，我已经一只脚踏进了乳腺癌的门槛。

命运对我如此残酷，我当天就住进了大德路总院，并在第二天接受了手术。我所在的病房由陈前军主任负责。陈主任根据我的情况，为我制定了手术切除病灶同时保留乳房的方案，并征求我的意见。当时我脑海中一片混乱，不明白保乳和切除根治等医学术语的含义。我请求医生给我两个小时考虑。

犹豫不决的我立刻打电话给亲朋好友咨询。有人建议我全切除，列举了许多好处；有人说应该听医生的，能保乳就保乳，以保持女性的完美和自信。但姑姑的话一直萦绕在我耳边，她认为全切可以永绝后患，否则就像留下一个定时炸弹，让人成天提心吊胆。她还说，乳房没了可以植入假体或戴义乳，外形上的差异并不大，不会影响正常交际。老了以后，乳房也不会像年轻时那样，她的乳房就已经萎缩了。听完她的话，我更加迷茫了，整晚无法入睡，心乱如麻。

我知道与生命相比，乳房当然显得微不足道，但真的只能二者选其一吗？难道没有两全其美的方法吗？能否在救命的同时保留乳房呢？

经过一晚上的思考，第二天早上，当陈主任来查房时，我原本打算选择全切除。但陈主任微笑着告诉我："你的情况已经评估过了，可以选择保乳手术。不是每个人都有这样的机会，复发率与全切并没有太大区别。很多人想要保乳都无法实现呢！你可以再考虑一下，别急着做决定。"陈主任的话让我豁然开朗，他的话语给予了我力量。最终，我决定选择保乳手术。

如今，我的康复已经跨过了五年大关。我时刻感激陈主任的建议和帮助。保乳手术并没有影响我的康复进程，反而让我在康复的道路上走得更加自信、坚定。如果当初听了姑姑的话，现在的我可能无法如此精神、活跃、洒脱地享受生活！不过，我仍然有些疑问：保乳会对我的寿命产生影响吗？

（患者宝宝）

【乳腺专科医生答复】

在与患者沟通手术方式时，是否保留乳房确实是一个令人十分纠结的问题。有些人甚至提出了"要想保命就全切，要想美观就保乳"这样极端的观点，这无疑将保乳手术推到了舆论的风口浪尖。难道选择保乳就意味着复发率高吗？就意味着留下了隐患吗？如果保乳手术能发声，它必然会辩解：保乳手术风险高的罪名，我不接受。

为何我会这么说呢？这还得从乳腺手术的发展历程说起。20 世纪时，Halsted 的理论被广泛接受，该理论认为乳腺癌是局部病变，需要通过手术彻底根除。因此，手术范围越来越大，除了标准根治术外，甚至还出现了包括切除胸大肌和胸小肌的扩大根治术。然而，如此巨大的手术创伤并没有阻止癌细胞的复发和转移，许多患者在术后仍然出现了这些问题。这也让医生对"大刀阔斧"的手术方式产生了质疑。随着生物学和免疫学的发展，Fisher 的理论逐渐被医生们接受，即乳腺癌从一开始就是一种全身性疾病，手术只是治疗的一个环节。乳腺癌的"治愈之路"需要手术、化疗、放疗、内分泌治疗、靶向治疗等各个环节的紧密配合。这一理论的出现带来了手术方式的革命性变化，手术范围开始缩小，不仅保留了胸大、小肌，还引入了保留乳房的保乳手术，以及前哨淋巴结活检术。

关于保乳手术的安全性，我们可以从以下几个方面来考察：

1. 全球保乳手术的开展情况

在欧美国家，早期乳腺癌的保乳率持续保持在 50% ～ 60%。相比之下，我国乳腺中心的保乳率仅为 10% ～ 20%。但换个角度思考，如果保乳手术存在安全隐患，为何国外会有如此高的保乳率呢？这恰恰证明了保乳手术的安全性。

2. 保乳手术的安全性

20 世纪 80 年代中期，美国 NSABP B-06 研究和米兰国家肿瘤研究所率先公布了乳房切除与保乳手术联合放疗的对比前瞻性随机试验结果，结果证实两种治疗方案的疗效相当。随后的 20 年随访数据也显示，在无疾病生存（DFS）、无远处转移生存或总生存（OS）方面，两种手术方式并无显著差异。近年来，欧美的大数据分析进一步显示，保乳手术的生存率并不逊色于乳房切除术，甚至表现更佳。2016 年《柳叶刀》杂志上发表的一项长达十余年的队列随访研究指出，在早期乳腺癌患者中，采用保乳手术加放疗相较于乳房切除，能显著提升患者的 10 年总生存率（OS）。保乳手术不仅注重患者的生存率，还兼顾了形体美观，可谓是乳腺外科治疗领域的一次重要革新。

3. 保乳手术与切乳手术的优劣比较

乳腺癌保乳手术的优势在于手术创伤小、并发症少，更重要的是它能够保留女性美丽的乳房外形，从而减少了乳房切除所带来的身心创伤。相比之下，乳房切除术在控制局部复发率方面具有一定优势，但其缺点也显而易见，如乳房外形的破坏、手术创面大，以及术后可能出现的皮瓣坏死等并发症。

4. 保乳手术的团队协作重要性

尽管早期乳腺癌保乳手术效果显著，且能为患者保持良好的身材和自信，但国内保乳手术率却不足 20%。其中原因复杂多样，包括患者的传统观念认为"乳房切除就等于根治"，部分患者因自身肿块较大而认为无法保乳；医生方面则可能缺乏对保乳手术观念的更新和手术技术的熟练度；

此外，医院条件的限制，如缺乏病理、放疗等软硬件技术支持，也是影响保乳手术率的重要因素。

事实上，"保乳"治疗并非简单的手术方式，而是在标准流程下进行的"综合治疗"。它需要在具备专业乳腺影像科、病理科、乳腺外科和乳腺内科的综合性乳腺中心进行规范化保乳治疗。对于早期乳腺癌患者而言，保乳治疗是一种兼顾治病与美容的最佳治疗方案，其总生存率与全乳切除术相似。即使对于初诊时肿块较大的患者，也可以通过术前"新辅助治疗"使肿瘤降期、缩小手术范围，从而将"不可保乳的患者变为可保乳"。手术过程中需要医生精心设计，结合 oncoplastic 乳腺整形技术，在安全切除肿瘤的同时保证患者的乳房外形美观。术后必须配合局部放疗以降低局部复发率，并辅以必要的化疗、内分泌治疗和靶向治疗等综合手段来确保患者的生存率。

综上所述，"生存"与"美观"可以兼得，保乳手术无疑是一种值得推荐的治疗方案。

【专家建议】

根据现有的循证医学证据，医生会根据患者的具体情况，为其推荐合适的手术方式。保乳治疗并非适用于所有可手术的乳腺癌患者，它存在相对禁忌证和绝对禁忌证。尽管保乳手术的创伤较小，并发症也较少，且能够保留乳房外形，从而减少患者的心理创伤，但术后仍需配合局部放疗。值得注意的是，保乳手术的局部复发率略高于全乳切除术，但差异不超过5%。两种手术方式在远期生存率上并无显著差异。因此，医生会与患者详细沟通手术的风险与获益，以共同决策最佳的手术方案。

（宋雪医生、许锐主任）

主要参考文献

❶Veronesi U，Cascinelli N，Mariani L，et al.Twenty-year follow-up of a randomized study comparing breast-conserving surgery with radical mastectomy for early breast cancer.The New England Journal of Medicine.2002，347：1227-1232.

❷Saskia Litière，Werutsky G，Fentiman S，et al.Breast conserving therapy versus mastectomy for stage Ⅰ-Ⅱ breast cancer：20 year follow-up of the EORTC 10801 phase 3 randomised trial［J］.The lancet oncology.2012，13（4）：412-419.

❸Veronesi U，Paganelli G，Viale G，et al. A randomized comparison of sentinel-node biopsy with routine axillary dissection in breast cancer.The New England Journal of Medicine.2003，349：546-553.

选择了保乳手术，是否意味着我将拥有一个有缺陷的乳房？

> 得知自己罹患乳腺癌已让人难以接受，更别提选择全切手术将永远失去一侧乳房的沉重代价了。当主管医生与我商讨手术方案时，我毫不犹豫地选择了保乳手术。然而，我仍心存顾虑：术后我的乳房是否会塌陷变形，我还年轻，这种可能的丑陋是否会伴随我的未来生活？因此，我迫切想知道是否有方法能让我的乳房在术后依然保持美观。
>
> （患者婷婷）

【乳腺专科医生答复】

在保乳手术过程中，为了确保足够安全的切缘距离，医生通常会采用肿块广泛切除或进行更大范围的区段／象限切除术，这可能会导致乳房局部腺体的缺失。同时，保乳术后的放疗也可能会增加乳房变形、乳头乳晕复合体移位等风险。那么，如何在治愈病痛的同时恢复形体美呢？这时，我们可以借助乳腺肿瘤整形手术（oncoplastic）技术。

1. 乳腺肿瘤整形手术是什么？

乳腺肿瘤整形手术融合了肿瘤手术和重建手术的理念，它运用一系列提升美观度的技术（例如容积移位或容积置换技术）来处理乳腺癌术后的组织缺损并改善外观。此外，它还有可能实现患者对乳房重新塑形的愿望。

①容积移位术涵盖邻近组织的重新排列、乳房固定术以及乳房缩小成形术。简单来说，就像是"乾坤大挪移"，这种方法常用于中等或大乳房的患者。手术首先会进行乳房部分切除术（包括病灶及其周围组织），然后通过充分游离和重新缝合邻近的腺体组织来填补缺损。根据具体情况，还可以进一步实施乳房缩小成形术，通过设计削减周围腺体组织来重塑乳

房外观。如果想要提升双乳的对称性，可以同时缩小对侧乳房，以避免术后乳房外观出现大小不一的情况。②容积置换技术则包括推动或旋转局部带蒂皮瓣，或移植游离组织来填补乳房切除术后的缺损。通俗地说，就是"拆东墙补西墙"，这种方法通常推荐给具有小至中等大小乳房的患者。例如，当肿瘤相对于乳房体积较大时，切除肿瘤后局部没有足够的腺体进行修补，这时就需要借助其他部位的组织进行协助修补，常用的包括背阔肌、腹部的皮瓣、乳房下部的脂肪瓣，以及侧胸壁的筋膜瓣等。

2. 选择乳腺肿瘤整形手术时需留意的

①肿瘤整形手术并非"一蹴而就"的过程。它是一个有序的治疗流程，可能需经过多次修整才能达到形态美观、轮廓对称的最终目标。该手术除可在乳腺癌手术中同步进行外，亦可采用延期或分期的方式进行，以获得更为理想的对称效果。②若患者曾有放疗史、存在肥胖、不良皮肤特质或长期接受类固醇治疗等情况，这些都可能限制游离邻近组织来填补缺损，因此，对此类患者的术前评估需更为审慎。③充分的沟通至关重要。患者对乳房的处理意见及对外观的期望，均会影响医生在肿瘤整形手术中的设计。这包括患者是否满意其乳房的现状（如大小、下垂程度、形状等），或是否曾考虑改变乳房外观（这可能与癌症手术同时进行）。医生亦会与患者深入讨论手术方案的风险、益处及其他可选方案，以制订出最符合患者需求的手术计划。

3. 肿瘤整形手术的安全性如何？

与标准的保乳手术相比，肿瘤整形手术的长期效果相当甚至更佳。根据 Meta 分析，接受肿瘤整形切除术的患者与接受标准保乳手术的患者相比，其切缘阳性率较低（12%：21%），且再次手术的比例也较低（4%：15%）。在术后 3～5 年，肿瘤整形切除术组的患者并发症发生率更低（16%：26%），局部复发率也更低（4%：7%），同时，患者对乳房外观的满意度也更高（90%：83%）。多项研究报告均证实，肿瘤整形手术是安全的，且总生存率和无病生存率均较高，而局部复发率、远处复发率、再切除率、转为乳房切除术的比例，以及并发症发生率均相对较低。

肿瘤整形手术特有的术后并发症包括乳头坏死、脂肪坏死及愈合延迟等。为最大程度地减少这些并发症，医生会在手术中精细止血，并避免过于激进的潜行分离等操作。

4. 其他辅助技术

①对于保乳术后出现乳房畸形的患者，我们同样可以采用脂肪移植技术进行局部外形的修复。在这项技术中，我们需要从患者身体的某个或多个远离乳房的部位抽取脂肪，随后将其注射到乳房区域。通常，脂肪的抽取部位包括下肢、侧腰、腹部或臀部，然后移植到乳房中。这个过程可能会比较漫长且复杂，并且可能需要多次操作才能达到理想的效果。根据大样本的回顾性研究，脂肪移植并未增加局部复发和远处转移的风险。②乳头乳晕的重建也是整形手术中的一个重要环节。我们的重建目标是使重建后的乳头乳晕复合体与对侧乳房的乳头乳晕复合体在位置上对称，同时在外观和颜色上达到匹配。目前，有许多技术可以用于塑造乳头和乳晕。手术方法可能包括局部组织的重新排列或皮肤移植。在成功塑造出凸起的乳头后，我们还可以通过文身来进一步美化整个乳头 – 乳晕复合体。

【专家建议】

"既治愈病痛，又恢复形体美"一直是我们所追求的治疗理念。如今，乳腺肿瘤整形手术已经成为乳腺癌外科治疗中不可或缺的一部分。通过不断地探索与改进，我们已经能够实现既满足患者肿瘤治疗的安全性，同时又能兼顾乳房外形的重塑需求。

（毛思颖医生、许锐主任）

主要参考文献

中国抗癌协会乳腺癌专业委员会.中国抗癌协会乳腺癌诊治指南与规范（2021年版）.中国癌症杂志，2021，29（8）：954-1040.

乳腺癌手术能否应用腔镜微创技术？

我自 27 岁起，每年都会进行定期体检。得益于定期的乳腺检查，我在 36 岁那年及时发现了乳腺癌。当时的乳房肿块非常小，仅有 0.6cm，彩超结果显示为 BI-RADS 4a 类。医生建议我进行手术切检或短期内密切随访。由于工作繁忙，我考虑再三后选择了先观察。

然而，半年后复查时发现乳腺肿块已经增大至 1.3cm，并且超声报告显示其"边界不清，回声不均匀，内见强回声光点"，这让我感到非常不安。医生看完报告后表情严肃地建议我尽快住院进一步检查并手术活检。不幸的是，活检结果确诊为乳腺癌。这个令人恐惧的名词突然闯入了我的生活。

在家人的陪伴下，我逐渐从惊慌失措中恢复过来，并接受了保乳手术及后续的放化疗。现在，我仍在接受内分泌治疗。抗癌已经成为我余生最重要的事业，感谢家人的陪伴和鼓励，让我能够一路战胜困难。

如今手术已经过去 6 年了，但我仍面临一个问题：虽然乳房得以保留，由于当时病灶位于乳房内上方，手术切口就在病灶处，导致现在瘢痕明显。穿领子稍低的衣服就容易显露出来，使得我以前热爱的游泳现在也不敢尝试了。而且瘢痕还会瘙痒，我又不敢随意抓挠。

随着手术技术的不断进步，许多手术都可以通过腔镜微创进行。因此，我想了解乳腺手术是否也能采用腔镜微创技术来完成，以避免在乳房表面留下如此明显的瘢痕？

（患者晓颖）

【乳腺专科医生答复】

乳腺癌是女性最常见的恶性肿瘤，对女性身心健康均造成严重影响。

历经半个多世纪，乳腺癌治疗方式已从外科主导转变为综合治疗，但对于早期乳腺癌，手术仍是核心治疗手段。外科理念也经历了从"最大范围切除"到"最小创伤有效治疗"的演变，使乳腺癌手术更加优化、个体化和人性化，旨在以最小代价实现局部无瘤。因此，保乳、保腋窝，甚至保留乳头乳晕的皮下腺体切除等新技术应运而生，结合肿瘤整形与乳房重建技术，实现了肿瘤控制与外形美观的双重目标。

手术瘢痕对术后美容效果影响显著，其大小和隐蔽性直接关系到外形美观。腔镜技术，作为 20 世纪外科技术的重大进展，因具有视野放大、解剖精细、切口微创且隐蔽等特点，已广泛应用于外科各领域，推动了外科手术的精准、微创、功能保护和快速康复发展，相较于传统开放手术，具有更佳的手术效果和美容效果。随着外科理念的转变，腔镜技术在乳腺手术中的应用也备受关注，其在保障肿瘤治疗安全性的基础上，展现了"微痕化、隐痕化、少痕化"的优势。

腔镜技术在乳腺外科的应用范围不断扩大，目前已涵盖 5 大类 16 种手术方式。多项研究表明，腔镜技术不仅能实现传统外科无法完成的操作，其美容效果也显著促进了患者的术后精神和心理康复。选择腔镜手术时，首要考虑的是其安全性和优势。当前专家共识认为，经严格选择的合适病例进行乳腺腔镜手术，其安全性与传统开放手术相当。且腔镜能放大视野，手术沿筋膜层次操作，减少不必要组织损伤。在肿瘤安全性方面，长期随访研究显示，在早期乳腺癌患者中，乳腺腔镜手术与开放手术在局部无复发生存率、区域无复发生存率、无远处转移生存率、总生存率方面均无显著差异，两种手术方式远期疗效一致。在美容优势方面，腔镜技术能发挥远距离操作优势，通过比开放手术更小的切口完成手术，且切口可设计在腋窝、侧胸壁、下皱襞等隐蔽部位，美容效果明显优于传统开放手术。这种优势在乳腺癌手术中的乳房即刻重建、部分保乳术、男性乳腺发育切除、巨大良性肿瘤切除、注射式隆乳术后并发症治疗，以及背阔肌肌瓣获取等整形技术中均有体现。

相较于外科的其他学科，乳腺腔镜手术在临床上的应用尚未广泛普及。从地域分布来看，乳腺腔镜技术源于欧美，但在亚洲，这项技术受到了更多的关注与发展。这可能与亚洲女性乳房体积相对较小、保乳手术难以保证良好外形，以及乳房不松垂更便于腔镜操作等因素有关。近年来，虽然国内乳腺腔镜技术取得了显著的进步，但仅在部分医疗中心得到应用。我科自 2018 年起引进并应用了乳腺腔镜技术，已成功开展了多项乳腺癌手术，包括经腋窝单切口乳腺癌保乳术配合乳房肿瘤整形修复术、单孔法乳腺癌保留乳头乳晕皮下腺体切除术配合 I 期假体植入乳房重建术、腔镜下前哨淋巴结活检术、腔镜下背阔肌（皮）瓣游离移植等。同时，我们也应用于乳腺良性疾病的手术治疗，如腔镜下男性乳腺发育症、巨大纤维腺瘤（多发性）、副乳腺，以及注射式隆乳术后假体取出术等。我们坚信，技术应服务于患者，只有发挥其优势，才能真正体现其价值。

【专家建议】

对于早期乳腺癌，外科手术仍是重要的治疗手段。在选择乳腺癌外科术式时，应在确保安全性的基础上，同时考虑患者的美容需求，追求"微痕化、隐痕化、少痕化"的效果。腔镜技术的应用正好能满足这种人性化的需求。因此，对于经过专业医生评估并选择的合适患者，可以优先考虑使用乳腺腔镜技术。相较于传统开放手术，乳腺腔镜技术在保留皮肤的乳房切除术结合即刻乳房重建、部分乳腺癌保乳术、男性乳腺发育切除、巨大良性肿瘤切除，以及注射式隆乳术后去除等方面具有明显优势。

（徐飚主任）

主要参考文献

❶ 中国医师协会微无创分会乳腺专家委员会，骆成玉.乳腺疾病腔镜手术专家共识及操作指南（2021版）［J］.中国微创外科杂志，2021，21（12）：1057-1067.

❷Mok C W，Lai H W .Endoscopic-assisted Surgery in the Management of Breast Cancer：20 years review of Trend，Techniques and Outcomes［J］.Breast，2019，46.

❸中国抗癌协会乳腺癌专业委员会，中国医师协会外科医师分会乳腺外科医师委员会，上海市抗癌协会乳腺癌专业委员会.乳腺肿瘤整形与乳房重建专家共识（2022年版）［J］.中国癌症杂志，2022，32（9）：836-924.

乳腺癌已破溃渗液，我应选择何种手术？

十年前，我察觉左乳有一肿块，它无痛无痒，数月未见增长。那时孩子尚幼，我全心投入于孩子的照料中。随后重返职场，工作与家庭的双重负荷使我无暇他顾。我总抱着侥幸心理，认为既然它并无痛感，应无大碍，时间会治愈一切。然而，当被诊断为乳腺癌时，我追悔莫及，那时对乳腺健康的无知让我付出了代价。

十年匆匆而过，那个被我忽视的肿块肆意增长，最终侵占了乳房的大半，穿破皮肤，流出脓液，散发出难闻的腥臭。此刻，我才惊觉事态的严重性。在家人的陪同下来到医院，医生叹息道："为何拖延至此？"我心头一震，是否已命不久矣？我的孩子才 13 岁，他未来的中考、高考仍需我陪伴！我该何去何从？

在医生的建议下，我住院接受了全面检查。医生告知，我患的是局部晚期乳腺癌，但幸运的是，癌细胞尚未扩散至其他部位。我接受了化疗方案，乳房的破溃处已逐渐愈合。然而，肿块依然庞大，我时刻担忧它会再次破溃，那恶臭令人难以忍受。我渴望尽快切除它，但医生表示肿块过大，皮肤难以覆盖。那么，我有哪些手术选择呢？手术是否会带来并发症？

（患者小王）

【乳腺专科医生答复】

相较于良性肿瘤，乳腺恶性肿瘤的肿块具有浸润性生长的特点，并且生长速度迅猛。由于其快速增长，恶性肿瘤的中央区域经常会出现缺血坏死。一旦局部表皮发生破溃，缺血坏死的区域会暴露于体表，往往伴随着恶臭、渗血和渗液，给患者带来极大的痛苦，并严重影响其生活质量。尽管早期被忽视导致了局部晚期乳腺癌的状况，但幸运的是，该患者的重要脏器尚未出现转移，因此仍有治愈的希望。然而，与这位患者的经历相似，有些患者在接受全身系统治疗后，虽然乳房局部病情得到了一定控制，但并未达到理想的治疗效果。为什么会这样呢？乳腺癌局部手术的基本要求是实现切缘阴性，即确保肿瘤被"切干净"。如果未能达到切缘阴性，局部很容易复发，这不仅无法实现手术根治的目的，还失去了手术的意义。对于巨大或破溃的病灶，若要进行彻底切除，手术范围常常会深入到胸壁的各层，导致局部缺损巨大。在这种情况下，仅靠周围剩余的皮肤是无法完成覆盖和缝合的。

那么，这些患者是否注定要时刻怀揣这颗"定时炸弹"生活呢？答案当然是否定的。得益于现代手术技术的进步，我们已掌握多种方式来修复因切除巨大肿物所造成的局部缺损，诸如局部植皮、皮瓣转移等方法。局部植皮即从身体皮肤较松弛的部位切取部分薄层皮肤，移植至缺损处，并通过加压让移植皮肤在新部位存活。但此法如同打补丁，因移植的皮肤较薄，与原胸壁皮肤存在厚度差异，所以补丁较为明显。加之薄层皮肤存活主要仰赖移植部位新生的毛细血管供血，因此其面积有所限制。当缺损较大时，可能需两块甚至多块皮肤来覆盖，这进一步影响了局部的外观。

近年来，带血管的皮瓣转移已成为大面积缺损修复的首选方案。对于乳腺恶性肿瘤所导致的胸壁缺损，常用的修补皮瓣主要来自背部和腹部。背部皮瓣，即背阔肌皮瓣，其供应血管稳定、血运丰富，且位于背部，术后瘢痕相对隐蔽，创伤也较小。但背部皮肤张力较大，修复面积较腹部皮瓣小。当然，我们也可采用两块皮瓣拼接的方式，即"kiss皮瓣"，以最大化修复创面。而腹部皮瓣则可提供大面积、厚度适中的组织，可通过带蒂或游离血管吻合的方式对胸部创面进行修复，既可修复缺损甚至达到乳房重建的目的，又能减少腹部多余组织，实现"塑身收腰"的效果。尽管腹部皮瓣优点众多，但创伤较大，可能对腹部造成一定损伤，影响腹壁抗压能力，存在形成腹壁疝的风险，体质较弱的患者可能难以承受。

因此，不同的患者会根据其具体情况选择不同的修复方式，以个体化治疗为导向，因人而异，趋利避害，最大化获益。最终，我们的目标是在彻底清除乳房恶性肿瘤的同时，完美修复局部创面，确保供区外形与功能完整，且瘢痕隐蔽。

【专家建议】

针对局部巨大肿块，若在全身系统治疗有效的基础上进行彻底的局部切除，便能有效地清除原发肿瘤并实现良好的局部控制。结合恰当的修复整形技术，我们可以完美地修复组织缺损，从而大幅提升患者的生活质量。因此，即使面对局部巨大的肿瘤，患者也应保持战胜疾病的信心，积极应对。在医护人员的协助下，患者依然能够享受美好的生活。

（陈莹医生）

主要参考文献

❶ 邵志敏，沈镇宙，徐兵河.乳腺肿瘤学［M］.上海：复旦大学出版社，2018.

❷ 邢新.皮瓣移植实例彩色图谱［M］.沈阳：辽宁科学技术出版社，2018.

❸ 宋达疆，李赞.局部晚期乳腺癌切除术后巨大复杂创面的整形外科修复［J］.中华整形外科杂志，2018，34（8）：630-635.

❹ Yi Xin Zhang，The Economy in Autologous Tissue Transfer：Part 1.The Kiss Flap Technique.Plastic and Reconstructive Surgery，2016，137（3）：1018-1030.

❺ Yamaguchi K，Matsunuma R，Hayami R，et al.Large Breast Tumor Ulceration and Quality of Life in an 80-Year-Old Woman.［J］.Case reports in oncology，2021 Mar 23；14（1）：580-584.

新辅助化疗结束后多久进行手术较为适宜呢？

我的乳腺癌肿块相对较大，直径达到了 5cm。由于我的疏忽，误认为只要不红不肿就无大碍，因此未及时就医。后来在医院检查时，医生告知我需要先进行化疗以缩小肿块，之后才能进行手术。化疗的过程对我来说十分煎熬。当我终于完成术前化疗后，又因家中突发情况需要我立刻返乡处理，预计要一个月才能返回。请问医生，我若延迟一个多月再进行手术，会对我的病情产生不利影响吗？化疗已停，手术又不能及时进行，癌细胞是否会迅速扩散？

（患者静）

【乳腺专科医生答复】

当前，对于新辅助化疗结束后多久手术最为适宜，尚无明确的标准建议。然而，新辅助化疗与手术之间的时间间隔确实会对患者的生存预后产生影响。我们可以参考大型随机临床试验的结果和权威数据库的评估来指导临床实践。

SEER 数据库的两项研究表明，从诊断到手术的时间延迟与患者的总体生存率和疾病特异性生存率降低有关。因此，我们可以推断，对于接受新辅助化疗的患者，如果手术时间延迟过长，可能会对患者的预后产生不良影响，特别是对那些具有高复发风险的肿瘤患者，以及未达到病理完全缓解（pCR）的患者。意大利某医院在 EJSO 杂志上发表的研究探讨了乳腺癌新辅助化疗后手术时机对预后的影响。他们将接受新辅助化疗的患者分为两组：A 组手术间隔时间不超过 21 天，B 组超过 21 天。研究结果显示，在新辅助化疗结束后的 21 天内接受手术的患者，从之前的治疗中获得的益处最大。此外，美国得克萨斯大学 MD.Anderson 癌症中心的一项队列研究也证实，新辅助化疗后超过 8 周才进行手术的乳腺癌患者，其 5 年总生存率更低。

【专家建议】

建议患者在完成新辅助化疗后的 3～4 周进行手术。因此，如果因特殊原因需要延迟治疗，那么在新辅助化疗结束后 1 个月内进行手术仍然是可行的选择。

（宋雪医生）

主要参考文献

❶Bleicher RJ，Ruth K，SigurdsonE，et al.Time to surgery and breast cancer survival in the United States［J］.Jama Oncol，2016，2（3）：330-339.

❷Omarini C，Guaitoli G，Noventa S，et al，Impact of time to surgery after neoadjuvant chemotherapy in operable breast cancer patients［J］.EurJ Surg Oncol，2017，43（4）：613-618.

❸Sanford RA，Lei X，Barcenas CH，et al.Impact of Time from Completion of Neoadjuvant Chemotherapy to Surgery on Survival Outcomes in Breast Cancer Patients［J］.Ann Surg Oncol，2016，23（5）：1515-1521.

我实在难以接受化疗，曾一度想逃避

2006 年 4 月，单位进行体检，乳腺彩超的结果仅仅提示我有乳腺增生。然而，到了 9 月中旬，因左乳持续疼痛，在同事的推荐下，我前往广东省中医院寻求刘鹏熙主任的专业意见。9 月 25 日，经过乳腺 X 线检查，报告结论为"左乳非典型性增生，部分恶变，不排除慢性化脓性炎"。刘主任建议我立刻住院，以便进行更进一步的检查。经过穿刺活检，最终被确诊为左乳浸润性导管癌。

9 月 28 日，我接受了左乳腺癌改良根治术。刘主任根据我当时的年龄（41 岁）和病理免疫组化结果，包括 ER（50%+）、Ki-67（80%+）等数据，建议我在术后进行辅助治疗，具体包括 6 个周期的化疗和他莫昔芬内分泌治疗。当我听到化疗、放疗这些医学术语时，内心充满了恐惧。我当时的理解是，化疗就像是往癌症患者的身体里注入"毒药"。虽然它能杀死癌细胞，但同时也会对身体的正常细胞造成伤害。除了呕吐、脱发这些常见的副作用外，我还了解到化疗可能会导致指甲变黑，甚至出现指甲边缘与肉分离的情况……总的来说，我对化疗充满了恐惧和抵触。

我的丈夫非常理解我的担忧，但他坚信我能够渡过这个难关。我们夫妻共同生活了 18 年，一起面对过生活的风风雨雨。他深知我的性格，知道外表看似柔弱的我，实际上有着坚韧不拔的精神和化解困难的能力。他常常开玩笑说，我小小的身躯里怎么能蕴藏着如此巨大的能量呢！

在医生和家人的坚定支持下，我怀揣着"轻松、自信"的心态开始了第一次化疗。然而，现实却给了我一个沉重的打击。许多人在第一次化疗时并没有太强烈的反应，但我却出现了严重的呕吐和头晕。随着化疗次数的增加，这些副作用愈发严重。传说中的各种化疗反应在我身上一一应验，每次都让我感到难以坚持，想要放弃。但是，对家庭的责任和对亲人的依恋让我重新振作起来。尽管每次都筋疲力尽，但我依然勇敢地面对下一次的化疗。

化疗让我失去了味觉，但为了补充营养，我努力地多吃，尽管吃得很慢。吃东西对我来说就像是在咀嚼木屑一样无味，而且伴随着持续的呕吐，直到把胆汁都吐出来。这种痛苦的程度，连我怀孕时的孕吐反应都无法与之相比。由于无法忍受中药的味道，我选择了穴位贴敷和隔姜艾灸的方法来缓解症状。在呕吐得昏天黑地的时候，我的丈夫会在一旁调侃我，试图让我分散注意力。尽管我无法回应他的玩笑，但我能感受到他的关心和支持。每次吐完之后，我还得继续吃东西，因为我知道不吃东西身体就没有能量来对抗疾病。我只能硬着头皮逼自己咽下那些所谓的美味佳肴。那种痛苦的感觉真的是生不如死，没有亲身经历过的人是无法体会的。

按照原定计划，我应该在2006年12月7日进行第四次化疗，然而在肝功能检查中，医生发现我出现了严重的药物性肝损伤，同时伴随头晕头痛、口苦咽痛、恶心和心慌等症状。医生当即决定暂停化疗，立刻进行护肝治疗。那段时间，我每天都要穿越大半个广州，花费2~3小时往返于广东省中医院门诊进行输液治疗。由于患肢不能输液，我的右手被针扎得青一块紫一块，最后甚至不得不在脚上输液……终于在2006年12月26日的检查中，我的肝功能恢复了正常。

在进行第五次化疗前的血常规检查时，我发现白细胞数量偏低，因此需要注射提升白细胞的针剂。然而，五天后白细胞数量仍未达到标准，于是医生又为我注射了另一种提升白细胞的针剂，白细胞数量才逐渐恢复正常。2007年2月15日，我终于开始了第五次化疗。尽管我已经做好了心理准备，但化疗的副作用仍然像巨浪一样向我袭来。我就像汪洋中的一叶孤舟，惊慌失措，那种揪心的痛苦将我的生存意志侵蚀得千疮百孔……我曾多次想要放弃，但放弃就意味着前功尽弃。然而，意志已被消磨殆尽，如何坚持完成剩下的化疗成为我面前难以逾越的鸿沟。

于是我找到刘鹏熙主任，询问是否有其他可以替代化疗的方法。刘主任仍然耐心、细致地帮我分析化疗的利弊，并从医学、家庭和社会的角度对我进行劝导。在刘主任的鼓励下，我咬紧牙关完成了第六次化疗。休养了一个月后，我因工作原因重返工作岗位。

回顾患病以来所经历的风风雨雨，使我对人生有了更深的感悟：只要活着，一切才有可能。在病中得到的他人帮助也让我对世界充满了感恩。带着这样的体验，我加入了和友苑。我还根据自己这些年的亲身经历及自学到的乳腺癌相关医学和心理学知识，参加了和友苑探访组，成为一名病房探访志愿者。每次病房探访时，我都会用自己的亲身经历与患者同心交流、同理沟通，给予他们力所能及的帮助。我相信这些患者也能够克服各种磨难，迎接新的生命曙光。

虽然已经度过了最艰难的时光，但我相信仍有很多姐妹会像我一样对化疗心存疑虑：化疗真的有必要吗？化疗带来的恶心呕吐该如何解决？

（患者丽屏）

【乳腺专科医生答复】

1. 并非所有乳腺癌都需要化疗

首先，我们应了解，乳腺癌是一种全身性疾病。在乳腺癌的早期阶段，部分从原发灶脱落的肿瘤细胞可能已通过血液循环、淋巴循环等散布至全身各组织、器官。这些肿瘤细胞在机体免疫系统的多重杀伤机制筛选下，大部分会凋亡，仅有小部分以细胞团块的形式存活。它们在自身和周围环境的制约下暂时不能迅速增殖，即进入休眠状态，这些肿瘤细胞被称为肿瘤的微转移灶。目前，常规医学手段还无法检测到这些微转移灶。然而，一旦这些肿瘤细胞适应了远处器官的微环境，并在某些环境因素、异常信号及肿瘤基因的调控下，它们可能获得大量增殖的能力，从而形成临床上可见的转移灶。这正是部分患者在接受乳腺癌根治术后，尽管肿瘤甚至乳房已被完全切除，但仍有可能出现转移和复发的原因。因此，抑制微转移灶是预防肿瘤转移和复发的关键所在。

由于微转移灶可能遍布全身各组织和器官，手术和放疗等局部治疗手段对它们束手无策。为了消灭这些微转移灶，我们必须采用全身治疗，包括化疗、内分泌治疗、靶向治疗等。

乳腺癌有多种类型，虽然都被称为"癌"，但它们的恶性程度各不相同。就像恶人中也有"极恶"和"相对较好"之分一样，我们可以通过病理报告和其他评估方法来区分它们。其中，一小部分"相对较好"的乳腺癌可以避免化疗，仅通过内分泌治疗和（或）靶向治疗等全身治疗方案，就能取得良好的治疗效果。

在临床实践中，最常见的浸润性乳腺癌是否需要化疗，需根据淋巴结有无转移、肿瘤大小、组织学分级、有无脉管内癌栓、患者年龄，以及免疫组化相关指标等进行综合判断。对于那些被归类为"极恶"的乳腺癌，化疗治疗是不可或缺的。

2. 化疗所致恶心呕吐的处理方法

化疗所引起的恶心呕吐（chemotherapy-induced nausea and vomiting，简称 CINV）是化疗过程中最常见的副作用。CINV 大致可分为急性、延迟性、预期性、爆发性及难治性五种类型。根据化疗药物导致呕吐的风险高低，可分为高度、中度、低度和轻微四个等级。针对不同等级的致吐风险，我们会分别采用四联、三联、单一药物或无需常规预防的方案进行治疗。由于不同个体对 CINV 的敏感度和反应程度各不相同，因此我们可以根据患者的具体情况，对上述药物进行灵活调整。

当患者在前一次化疗后出现明显的恶心呕吐症状时，我们会在下一次化疗前采取预防措施，以显著降低恶心呕吐的发生概率。预防性止呕治疗主要针对急性和延迟性恶心呕吐。根据美国的一项观察性研究，按照指南推荐方案进行预防的患者，其呕吐的完全控制率高达 53.4%，这一比例明显高于未遵循指南进行预防的患者（43.8%）。在接受高度致吐性化疗方案（high emetic chemotherapy，简称 HEC）的患者中，这种差异更为显著（49.2% ∶ 37.8%，p=0.024）。

即使在遵循指南进行预防性止吐治疗后，患者仍可能出现爆发性呕吐或难治性呕吐。在这种情况下，医生会重新评估该次的止吐方案，并重新考量药物导致呕吐的风险。此外，我们还需要注意排除非化疗相关因素引起的呕吐，如脑转移或胃肠道本身的病变等。在此情况下，我们可以考虑临时增加一种不同类型的止吐药物，或者在必要时选择多种止呕药物进行联合治疗，同时也可探索不同的治疗方案或给药途径。

此外，存在一种特殊类型的化疗相关呕吐，它会在下一次化疗开始之前发生，这就是所谓的预期性恶心呕吐。此类情况通常源于患者在上一个化疗周期中经历了化疗引起的恶心呕吐。在此情境下，患者应向临床医生咨询化疗相关恶心呕吐的相关知识，以全面了解治疗过程中可能遇到的状况及可采取的应对措施。若患者表现出过度的焦虑情绪，可以在化疗前一晚给予抗焦虑药物，以缓解其紧张情绪。

当化疗引起的恶心呕吐发生时，除了应用止吐药物外，患者在饮食上应缓慢饮水、少食多餐。值得一提的是，中医的内治法和外治法在缓解胃肠道不良反应方面具有独特疗效。

国医大师林毅教授指出，化疗中的寒凉药物对胃部的刺激与"十个胃病九个寒"的观点相吻合。化疗引发的呕吐主要是由于药物副作用对胃气的损伤，导致胃气失和、胃气上逆。在临床上，可根据患者的具体情况进行辨证治疗，如运用中药汤剂如香砂六君子汤等，以达到健脾益气、和胃止呕的效果，从而显著缓解化疗后的胃肠道反应，提升患者的生活质量。除了中药治疗外，针灸、艾灸、耳穴压豆、穴位贴敷等中医特色疗法也在缓解化疗所致恶心呕吐方面展现出独特的疗效。

常用的止呕穴位包括足三里、中脘和内关等。足三里穴是足阳明胃经的重要穴位之一，具有升发胃气、燥化脾湿的功效。临床实践中，常在足三里穴位进行针刺或艾灸。研究显示，经过艾灸和针灸治疗后，患者外周血中的 P 物质含量明显低于对照组，而 P 物质与迟发性呕吐存在一定的相关性。广东省中医院乳腺病专科医院采用具有温中止呕作用的姜汁调吴茱萸粉贴敷中脘和双侧内关穴，以增强贴敷疗法的功效，达到降逆止呕的目的。同时，采用王不留行籽耳穴贴压，通过刺激胃、神门、交感、内分泌及肝等耳穴，实现理气降逆、温中止呕的效果。研究结果显示，耳穴压豆联合穴位贴敷治疗 7 天后的总有效率高达 96.70%。

【专家建议】

乳腺癌作为一种全身性疾病，其早期阶段就可能已有肿瘤细胞通过血液循环、淋巴循环等渠道播散至全身，形成难以察觉的微转移灶。由于手术无法彻底铲除这些潜藏的癌细胞，因此必须进行全身性的系统治疗。化疗便是这种系统治疗的关键环节之一。临床医师会依据乳腺癌的具体分期与分型，为患者量身打造精确的系统治疗方案。

在治疗过程中，临床医生会根据患者的呕吐风险，精心选择合适的预防性止呕方案。同时，鉴于焦虑情绪是引发呕吐的一个重要因素，患者在治疗期间应努力调节自身情绪，保持轻松的心态。在饮食方面，建议患者少食多餐，并适量缓慢饮水。此外，结合口服中药和针灸、艾灸、耳穴压豆、穴位贴敷等中医特色治疗手段，可以有效地缓解化疗所带来的恶心呕吐症状。

（罗伟医生、徐飚主任）

主要参考文献

❶ 陈小松，沈坤炜，李宏为.早期可手术乳腺癌的诊治现状与展望［J］.外科理论与实践，2022，27（5）：2.

❷ 中国抗癌协会乳腺癌专业委员会.中国抗癌协会乳腺癌诊治指南与规范（2021年版）［J］.中国癌症杂志，2021，31（10）：954-1040.

❸上海市抗癌协会癌症康复与姑息专业委员会，化疗所致恶心呕吐全程管理上海专家共识（2018年版）［J］.中国癌症杂志，2018，28（12）：946-960.

❹钟少文，林毅.林毅辨治乳腺癌围化疗期并发症的经验体会［J］.中国中医基础医学杂志，2012（8）：860-861.

❺王媛媛，吴加花，陈佩仪.耳穴压豆联合穴位贴敷治疗化疗所致恶心呕吐的疗效观察［J］.广州中医药大学学报，2019，36（7）：1018-1022.

❻杨蕴，张士强，李芸等，针灸治疗化疗后迟发性呕吐及对P物质含量的影响［J］.实用中西医结合临床，2019，19（8）：50-52.

手术后多久必须开始进行化疗？

我身体向来虚弱，上楼梯时都会喘息不止，然而近期又被诊断出患有乳腺癌。在我还未完全接受这个事实时，已经完成了手术。医生建议我在术后大约一周接受化疗，但我刚刚经历手术，担心自己免疫力降低，再加上听说化疗会带来诸多副作用，如恶心呕吐、食欲不振等。我若身体这般不适，何时才能康复？而且，化疗会进一步削弱身体的免疫力。因此，我想咨询医生，是否可以等我身体恢复一些后再进行化疗？

（患者萍）

【乳腺专科医生答复】

根据 2019 年欧洲肿瘤内科学会（ESMO）的指南，建议在手术后的 2～6 周内开始术后辅助治疗，且最晚不应超过术后的 12 周（即 3 个月）。特别是对丁那些具有高危因素的患者，例如分期较晚的 III 期、分型为三阴或 HER2 阳性的患者，更应尽早开始化疗，推荐在术后 1 个月内开始。

尽管过去的研究数据在某些方面存在分歧，但一个广泛接受的结论是术后辅助化疗的开始时间不应超过 3 个月。例如，在一项涵盖 24843 名 I～II 期乳腺癌患者的大型研究中，患者被分为术后 31 天内、术后 31～60 天、术后 60～90 天、术后 91 天及以上四组。研究结果显示，术后辅助化疗开始时间超过 90 天的患者，与 30 天内开始化疗的患者相比，其乳腺癌相关死亡风险增加了 27%，总死亡风险增加了 34%。对于三阴性乳腺癌患者，风险更为显著，总死亡风险增加了 53%。此外，辅助化疗每延迟 4 周，死亡率就会增加 4%。

因此，对于高危患者来说，更应及时开始化疗。美国著名的 MD 安德森癌症中心进行的一项回顾性研究（涉及 6827 名患者）发现：对于 II 期患者，如果辅助化疗开始时间超过 61 天，其远处无复发生存率明显低于 30 天内开始化疗的患者；而对于Ⅲ期乳腺癌患者，辅助化疗起始时间超过 61 天的总生存、无复发生存、远处无复发生存等各项生存数据均显著低于 30 天内开始化疗的患者。同样，对于三阴性和 HER2 阳性的乳腺癌患者，61 天后开始化疗的生存情况也明显差于 30 天内开始化疗的患者。

【专家建议】

术后辅助治疗建议在手术后的 2 ～ 6 周开始，最迟不应超过术后的第 12 周，即 3 个月。对于存在高危因素的患者，例如分期较晚的Ⅲ期患者、三阴分型或 HER2 阳性的患者，应尽早启动化疗，推荐在术后 1 个月内开始治疗。

（孙杨主任）

主要参考文献

❶ Chavez-Macgregor M，Clarke CA，Lichtensztajn DY，et al. Delayed initiation of adjuvant chemotherapy among patients with breast cancer［J］. JAMA Oncol，2016，2（3）：322-329.

❷ Nurgalieva ZZ，Franzini L，Morgan RO，et al. Impact of timing of adjuvant chemotherapy initiation and completion after surgery on racial disparities in survival among women with breast cancer［J］.Med Oncol，2013，30（1）：419.

❸ GagliatoDde M，Gonzalez-Angulo AM，Lei X，et al. Clinical impact of delaying initiation of adjuvant chemotherapy in patients with breast cancer［J］. J Clin Oncol，2014，32（8）：735-744.

化疗导致的肝功能损害如何应对？

化疗无疑是一段艰难的旅程，除了常见的恶心、呕吐等副作用，肝功能损害也是令人担忧的问题。在每次化疗前的检查中，我发现肝功能总会出现异常。起初，损害并不明显，医生建议在化疗的同时服用护肝药物。但随着化疗次数的增加，我曾因肝功能不佳而推迟了化疗。那么，在化疗期间肝功能受到损害时该如何应对？化疗结束后，肝功能能否恢复正常呢？

（患者小樱）

【乳腺专科医生答复】

化疗相关性肝损伤，从广义角度来看，属于药物性肝损伤（drug-induced liver injury，简称 DILI）的一种。DILI 是由各种处方或非处方化学药物、生物制剂、传统中药及天然药物等引发的肝损伤。

在抗肿瘤药物导致的肝损害中，占比达到 20% ～ 25%。特别是在乳腺癌相关的化疗药物中，如甲氨蝶呤、铂类、紫杉类、氟尿嘧啶类等，都较容易引起肝损伤。因此，当化疗方案中包含这些药物时，需要格外注意肝损伤的风险。

一、肝功能损伤的应对措施

那么，当您在化疗后出现肝功能异常时，应该如何应对呢？

1. 首先，请向医生确认您是否患有病毒性肝炎、酒精性肝病（ALD）、自身免疫性疾病、胆道疾病等容易引发肝损伤的基础疾病。同时，回顾肝损伤与化疗之间的时间关系，以及化疗前肝功能是否正常，这对于明确化疗药物与肝损伤之间的关联至关重要。

2. 医生会尽量避免同时使用具有肝毒性的药物。

3. 在化疗期间和化疗后，需要密切监测肝功能。一旦发现肝功能异常，应及时使用护肝药物，并在下一次化疗前进行预防性的护肝措施。

4. 如果在使用护肝药物后肝损伤仍未得到改善，医生将在确保化疗药物抗肿瘤效果的前提下，调整化疗药物的剂量。

此外，乙肝患者在接受肿瘤化疗或免疫抑制剂治疗时需特别警惕，因这些治疗可能引发乙肝病毒重新活跃。因此，预防性抗病毒治疗至关重要，同时应定期监测肝功能。

对于 HBsAg 呈阳性的患者，在开始化疗或免疫抑制剂治疗前一周就应进行乙肝抗病毒治疗。

若患者 HBsAg 阴性而抗 HBc 阳性，在接受化疗时，可先保持观察，并每 1～3 个月检查一次 ALT、HBV DNA 和 HBsAg。一旦发现 HBV DNA 转为阳性或 HBsAg 转阳，必须立即开始抗病毒治疗。

二、常用的护肝药物

在化疗期间监测到肝功能受损时，应根据肝损害类型选用适当的护肝药物。常用的护肝药物包括以下几类：

1. 甘草酸类抗炎保肝药，如异甘草酸镁和复方甘草酸苷，适用于 ALT 显著升高的急性肝细胞损伤型或混合型 DILI。

2. 抗氧化类药物，例如水飞蓟素类和双环醇，能迅速降低 ALT 和 AST，尤其对 ALT 效果显著。

3. 缓解胆汁淤积的药物，包括牛磺熊去氧胆酸和腺苷蛋氨酸。

4. 保肝解毒药，代表性药物有谷胱甘肽、N- 乙酰半胱氨酸（NAC）和硫普罗宁等，能预防、减轻及终止组织细胞的损伤，改变病理生理过程，并具有一定的抗病毒效果。

5. 肝细胞膜修复保护剂，如多烯磷脂酰胆碱，能促进肝细胞再生，减少氧应激与脂质过氧化，抑制肝细胞凋亡，并降低炎症反应。

6.若需使用抗病毒药物，建议选择强效且低耐药的恩替卡韦、替诺福韦或替诺福韦艾拉酚胺进行治疗。

虽然停药是药物性肝损伤（DILI）的基本治疗策略，但随意中断治疗可能会耽误肿瘤的医治，进而增加疾病复发和转移的风险。在临床实践中，当肝功能满足以下条件时，可以考虑继续化疗：血清胆红素不超过正常值上限（N）的1.5倍，碱性磷酸酶（AKP）、谷草转氨酶（AST）和谷丙转氨酶（ALT）均不超过N的2.5倍。然而，如果存在肝转移的情况，则需确保血清胆红素不超过N的3倍，且AKP、AST和（或）ALT不超过正常值上限的5倍。

由于人体对药物引起的肝毒性通常具有一定的适应性，因此转氨酶的短暂波动是常见的现象，而真正发展为严重DILI或肝功能衰竭的情况则较为罕见。化疗药物导致的肝损伤多为急性DILI，这类患者的预后通常较好。即便转氨酶显著升高，只要立即停药，约95%的患者能够自行恢复甚至完全康复。研究显示，肝细胞损伤型的恢复时间为（3.3±3.1）周，而胆汁淤积型的恢复时间则为（6.6±4.2）周。

【专家建议】

在化疗之前，您需要详细地向医生叙述自己的用药历史和是否患有肝脏基础疾病。医生会根据您的具体情况，为您选择恰当的化疗方案。在化疗期间及化疗之后，医生会密切监测您的肝功能。一旦发现肝功能出现异常，医生会立即进行护肝治疗，并在下一次化疗前采取预防性保肝措施。如果肝功能仍未得到改善，医生将会在确保抗肿瘤效果的基础上，根据肝损伤的程度来调整所使用的药物及其剂量。需要注意的是，化疗药物导致的肝损伤程度各不相同，大多数药物只会造成轻微的、可逆转的肝损伤。因此，在化疗过程中出现肝功能损害时，我们应重视护肝措施并加强监测，但也不必过分惊慌。

（罗伟医生、徐飚主任）

主要参考文献

❶于乐成，茅益民，陈成伟.药物性肝损伤诊治指南［J］.实用肝脏病杂志，2017，20（2）：257-274.

❷中国临床肿瘤学会，中华医学会血液学分会，中国抗淋巴瘤联盟.血液病患者药物性肝损伤的预防和规范化治疗专家共识（2016年版）［J］.中华血液学杂志，2016，37（6）：441-452.

如何缓解化疗带来的白细胞和血小板减少？

> 我在化疗过程中并未出现明显的呕吐和腹泻，但白细胞和血小板计数均有所下降。我发现，与我同样接受化疗的病友们多数只出现了白细胞减少的情况，而我却还伴随着血小板减少。因此，我不仅需要注射提升白细胞的针剂，还需要额外注射提升血小板的针剂。面对这种情况，我应该如何应对？在日常生活中又有哪些注意事项呢？
>
> （患者文玉）

【乳腺专科医生答复】

化疗导致的白细胞、血小板甚至血红蛋白的减少，是骨髓抑制的一种表现。其中，白细胞的减少最为常见且最先显现。血小板的平均存活时间为 5 ～ 7 天，因此其减少通常出现得较晚且程度较轻；而红细胞的平均存活时间长达 120 天，所以受到的影响相对较小，其数量卜降一般不明显。关于化疗引起的骨髓抑制程度，可参考表 1 进行了解。

表 1　化疗引起骨髓抑制的分度

	0 度	1 度	2 度	3 度	4 度
血红蛋白（g/L）	≥ 110	95 ～ 109	80 ～ 94	65 ～ 79	< 65
白细胞（10^9/L）	≥ 4.0	3.0 ～ 3.9	2.0 ～ 2.9	1.0 ～ 1.9	< 1.0
粒细胞（10^9/L）	≥ 2.0	1.5 ～ 1.9	1.0 ～ 1.4	0.5 ～ 0.9	< 0.5
血小板（10^9/L）	≥ 100	75 ～ 99	50 ～ 74	25 ～ 49	< 25

通过此表，我们能够清晰地看到化疗引起的骨髓抑制是分为几个不同

等级的。在临床上，对于 1 度骨髓抑制，我们通常无需特别处理；而对于 3 度和 4 度骨髓抑制，则必须进行相应治疗。然而，对于 2 度骨髓抑制是否需要治疗，则需根据白细胞和血小板在化疗后的变化规律来决定。

具体来说，白细胞的减少通常在化疗停药后一周开始，至停药后的 10～14 天降至最低点，之后在低水平维持 2～3 天，然后缓慢回升，在第 21～28 天恢复正常，其变化曲线大致呈 U 型。

另一方面，血小板的降低相较于白细胞会稍晚出现，通常在两周左右降至最低值。其下降速度迅速，但在达到谷底后停留时间较短，之后会迅速回升，整个变化曲线大致呈 V 型。

因此，当您在化疗过程中遭遇骨髓抑制时，首先应根据上述表格判断抑制的严重程度。若为 3 度或 4 度骨髓抑制，则必须立即进行治疗。若您的化验结果显示为 2 度骨髓抑制，则需根据上述白细胞和血小板的变化规律来判断当前是处于 U 型或 V 型的下降阶段还是上升阶段。若处于下降阶段，则可能意味着骨髓抑制程度将继续加重至 3 度甚至 4 度，此时需要及时进行干预；相反，若处于上升阶段，则预示着抑制水平将很快自然改善，无需进行额外干预。

关于白细胞减少，您需要了解的是：

白细胞是身体的卫士，它们维护着人体的免疫功能，保护我们免受细菌、病毒等病原体的侵害。白细胞由多种具有各异防御能力的免疫细胞构成，宛如一支"由多兵种组成的安全防御军队"。在这支军队中，中性粒细胞扮演着人体抵抗感染的首要防线，一旦中性粒细胞数量减少，人体感染的风险就会增加。即便是轻微的感染，也有可能迅速恶化，特别是在出现以下症状时，我们应格外警惕。

（1）全身症状：如发热、寒战、出汗，体温持续 1 小时以上达到或超过 38℃，或单次体温超过 38.5℃。

（2）呼吸道症状：如咳嗽或原有咳嗽性质的变化、喉咙痛、呼吸急促、鼻塞等。

（3）泌尿系统症状：如尿频、尿急、尿痛，以及阴道分泌物异常等。

（4）消化系统症状：包括腹痛、腹胀、腹泻、呕吐、便秘等。

（5）皮肤出现破损、红肿热痛等症状。

因此，预防或治疗化疗相关的中性粒细胞减少显得尤为重要。重组人粒细胞集落刺激因子（rhG-CSF）与聚乙二醇化重组人粒细胞集落刺激因子（PEG-rhG-CSF）是有效防治肿瘤放化疗引发的中性粒细胞减少症的药物。研究表明，粒细胞集落刺激因子（G-CSF）作为一级预防措施，可以降低 46% 的中性粒细胞缺乏伴发热（FN）的风险，而 PEG-rhG-CSF 作为一级预防，能显著降低 92.3% 的发热发生风险。

除了使用升高白细胞的方法进行预防和治疗外，患者在日常生活中也应注意预防感染，具体可以做到以下几点：

（1）保持手部卫生，勤洗手。

（2）尽量避免前往人员密集的场所。

（3）每天洗澡，并使用温和的乳液保持皮肤湿润，防止干燥开裂。

（4）烹饪肉和蛋时要确保熟透，以杀死细菌；水果和蔬菜要彻底清洗干净。

（5）使用软质牙刷清洁牙齿和牙龈，定期使用漱口水，以预防口腔溃疡。

（6）及时接种流感疫苗，以增强抵抗力。

关于血小板减少，您需要了解以下内容：

血小板在人体中扮演着"修补匠"的角色，其核心功能在于促进止血与凝血，修复受损的血管。当血小板数量减少时，出血的风险会随之上升，因此需要积极应对。

为预防或治疗血小板减少，可采用的药物包括重组人白细胞介素 11（rhIL-11）和重组人血小板生成素（rhTPO）等。建议在化疗后的 6 ～ 24 小时内开始预防性使用这些药物。

在血小板数量减少的情况下，日常生活中应注意以下几点：

（1）避免剧烈运动及因创伤导致的出血。

（2）多吃蔬菜、多喝水，也可适量食用蜂蜜和香蕉，以预防大便干燥引起的肛裂出血和感染。

（3）保持鼻腔湿润，以防干裂出血。若鼻腔感到干燥，切勿用力抠鼻，可用棉签轻轻蘸取少许液状石蜡涂抹鼻腔。

（4）使用软毛牙刷刷牙，避免使用牙签剔牙，以防止牙龈受损。

中医药在预防或治疗化疗相关骨髓抑制方面也展现出了良好的效果。根据中医学理论，肾被视为先天之本，主要负责骨骼的生长和骨髓的生成，同时也能将精华转化为血液。脾则被视为后天之本，是气血生化的源泉。当脾肾充盛，精气充沛时，生血功能就会非常旺盛。肾还藏有"先天之精"，这是脏腑阴阳的根基，而"后天之精"则来源于我们摄入的食物。这些食物通过脾胃的运化功能转化为水谷精微，再经过代谢平衡后贮藏于肾脏。当肾脏充盈时，脏腑功能生化不息，气血旺盛，进而能够补骨生髓。例如，补肾中药加味龟鹿二仙汤能显著改善乳腺癌患者化疗后的骨髓造血功能，特别是在按时辰用药（酉时服用）的情况下效果更为显著。

借鉴国医大师林毅教授的经验，对于乳腺癌化疗后出现的骨髓抑制症或失眠症状，我们可以采用穴位按压的方法。这种方法可以疏肝养血、补肾填精生髓，引阳入阴，交通心肾，从而改善睡眠质量和促进肾生髓的功能。

具体的操作方法如下：

第一组动作：揉按行间、太冲方法：用大拇指揉按太冲穴后（2～3次），向前推至行间穴处，继续揉按行间穴（2～3次），之后向后推回至太冲穴处，继续揉按太冲穴（2～3次），如此为一个来回。连续揉按1～2分钟。两脚均如此重复揉按。

第二组动作：搓地筋方法：取坐位，将右脚放在左腿上，用手掌扳住脚五趾，尽量弯曲，脚掌绷直。此时会发现一条硬筋从脚底浮现出来。用大拇指或握拳后的手指关节沿着地筋来回推揉（20～30次或2～3分钟）。

完成后，对侧脚重复以上动作。

第三组动作：按压太溪、照海等肾经穴位，以及肝脾肾三阴经交会之处的三阴交穴。

【专家建议】

化疗后出现白细胞或血小板减少时，您应及时并详细记录降低的时间及具体数值，以便医生依据这些数据制定合理的预防策略。

当白细胞显著降低时，您可以考虑皮下注射重组人粒细胞集落刺激因子（rhG-CSF），或在接下来的化疗周期后预防性使用聚乙二醇化重组人粒细胞集落刺激因子（PEG-rhG-CSF）。

若您遭遇重度血小板减少，推荐使用促血小板生成药物，如重组人白细胞介素 11（rhIL-11）和重组人血小板生成素（rhTPO）进行治疗。

中医方面，可采用加味龟鹿二仙汤等中药方剂，辅以穴位按压等手段，以缓解化疗引发的骨髓抑制现象。

在骨髓抑制期间，建议您在日常生活中减少出入公共场所，确保居室空气流通，并注意防寒保暖；务必勤漱口，保持口腔卫生；适当增加蔬菜和水果的摄入，以补充足够的维生素；同时，要预防跌倒、皮肤擦伤等外伤，以降低出血和感染的风险。

（罗伟医生、徐飚主任）

主要参考文献

❶ 中国中西医结合学会血液病专业委员会.肿瘤放化疗后白细胞减少症中西医结合治疗专家共识（2022年版）［J］.中华肿瘤防治杂志，2022，29（23）：7.

❷ 史艳侠，邢镨元，张俊，等.中国肿瘤化疗相关性血小板减少症专家诊疗共识（2019版）［J］.中国肿瘤临床，2019，46（18）：923-929.

❸ 刘晓雁，林毅，司徒红林，等.加味龟鹿二仙汤时辰用药调节乳腺癌化疗后骨髓造血功能的临床研究［J］.辽宁中医杂志，2008（7）：970-972.

罹患癌症后，我性情大变，该如何寻求心理援助呢？

长久以来，我在众人心中都是一个冷静、理智的知识女性形象，面对困境我总能镇定分析并迅速解决。在面对挑战时，我习惯性地控制情绪，以免情绪化影响问题的解决。在日常生活中，我也给朋友们留下了恬淡的印象。所以，当我得知自己可能患上乳腺癌时，情绪并未产生太大波动。生病了，就治疗，把自己交给专业的医生就好。相比之下，我的丈夫显得比我更紧张。我很快就办理了住院手续，按照医生的建议，先手术，再化疗，又放疗，现在正在进行内分泌治疗。然而，经历这大半年的治疗后，我发现自己的性格发生了巨大变化。尽管我依然按时服药，但内心却不如住院手术和放化疗时那般平静。那段痛苦的放化疗我都熬过来了，可现在每天仅仅吃药的日子却让我终日惴惴不安，总感觉有什么不好的事情即将发生，焦虑情绪日益加剧。

一次偶然的机会，我和一位病友聊天，她建议我去找张孝娟主任，听说她的情志疏导和音乐治疗广受好评。我怀着尝试的心态去了，一走进诊室，张主任亲切的笑容和和蔼的面容就让我瞬间放松了警惕。我刚开口说了一句话，眼泪就夺眶而出。张主任拉着我的手，轻声地与我交谈，我的心慢慢变得安定了。她还让我体验了音乐治疗，并向我介绍了和友苑。终于找到了组织，强烈的归属感冲击着我的心。一段时间后，我逐渐找回了曾经的自己，重拾了过去的生活。这对我的康复来说，真的非常重要。

但是，我仍然不解，为什么那段时间我会终日惶恐不安？为什么在接触张主任和加入和友苑后，我就开始相信自己能够恢复到原来的状态？其他的病友们，你们是否也有过类似的经历呢？

（患者梅）

【乳腺专科心理治疗师答复】

像这位病友在初期能够如此冷静地接受治疗的情况并不多见。癌症确诊后，多数患者会经历怀疑与否认的情绪阶段，情绪变化通常呈现抛物线式的趋势。这种情绪反应是在平静地接受各种治疗后才逐渐显现出来的，许多病友都会有类似的体验，只是时间和程度各有不同。

1. 乳腺癌患者的心理应激反应

乳腺癌患者的心理应激反应通常可以分为四个阶段。

癌症对每个人来说都是一个重大的压力源。一般来说，人们在经历重大压力时的心理反应主要分为四个阶段，即否认期、愤怒期、忧郁期和接受期。在否认期，患者往往怀有侥幸心理，他们会积极求医，寻找最佳药物和先进的治疗方法来对抗疾病，这个阶段常伴随着焦虑情绪。进入愤怒期后，患者可能会愤怒地质问为什么是自己患病，他们容易抱怨、挑剔，甚至斥责医护人员和家属，表现出愤怒、易激惹、怨恨和嫉妒的情绪，此时患者的依从性较差，可能会拒绝常规治疗。随着病情的发展，当患者感受到自己身体逐渐衰弱，且一切努力似乎都徒劳无功时，他们会进入忧郁期。在这个阶段，患者可能会出现明显的抑郁症状，被孤独感和无助感所笼罩，导致饮食和睡眠受到影响。他们可能会感到恐惧、焦虑、悲哀和失落，甚至产生轻生的念头。然而，随着治疗的效果逐渐显现，以及医护人员和家人的陪伴与开导，患者会逐渐开始客观、积极地面对疾病，以更平和的心态对待生活，从而进入接受期。但在这个时期，焦虑和抑郁情绪仍然可能存在，同时患者可能会出现记忆力下降和多疑的情况。需要注意的是，这四个阶段并非每个人都会全部经历，也不是单一出现，而是可能出现多个阶段和多种情绪反应混杂的情况，或者每个阶段的反应程度各不相同。当出现这些情绪时，不必过于惊慌，因为这是人们在经历重大创伤事件时的正常反应。然而，如果这些情绪反应持续时间过长，就需要引起重视，并可能需要寻求专业的帮助。例如，可以通过听取医护人员的知识宣教来了解乳腺癌，从而正视它；对于情绪症状较轻的患者，可以采取心理干预的方法，如正念疗法、放松疗法、音乐治疗、情志疏导和团体辅导等；而对于症状较严重的患者，则可能需要药物干预。

2. 调整你的不良认知

罹患癌症后，患者不仅要承受病痛的煎熬，还要面对巨大的心理压力。焦虑、抑郁、偏激和敌对等负面情绪很容易产生，且不能长时间存在，需要及时进行干预。在临床上，我们通常会结合心理疗法和其他治疗手段来帮助患者，其中最常采用的是认知疗法，以有效改善症状。

认知疗法起源于 20 世纪 70 年代，由贝克首次提出。该疗法认为，个人的心境和行为是因其认知过程的不同而有所差异，因此，通过纠正不良认知，我们可以改善个体的情绪和不良行为。研究表明，采用认知疗法的乳腺癌患者相比一般临床治疗，生存期限至少可以延长 6 至 8 个月。

很多时候，不良认知的产生是因为对该事物缺乏足够的知识。因此，我们会经常组织科普讲座，而在我们科室的知识宣教中，医护人员也会强调对乳腺癌要有正确且客观的认识。乳腺癌是全球范围内女性最常被诊断出的癌症，也是导致女性癌症死亡的主要原因。但请注意，截至 2022 年 1 月，仅在美国，就有超过 400 万女性有乳腺癌病史，而乳腺癌生存者在所有癌症生存者中占最大比例，占所有女性癌症生存者的 41%。这说明乳腺癌的预后相对较好，我们应该怀揣希望和信心去面对并战胜它。

有了这样的思想基础，我们可以此为起点，逐步发现自己的不合理认知，并寻找相应的解决方案。因此，在诊疗过程中，除了常规的医疗手段如手术、化疗、放疗外，我们还可以适当寻求其他多方面的辅助手段来帮助康复，例如运动疗法、团体辅导、心理咨询、音乐治疗、情志疏导及社会支持等。这些手段都能有效地改善患者的焦虑和抑郁情绪，帮助他们顺利度过漫长的康复期，尽早适应社会，重新融入家庭，重塑生活的信心。

3. 学习以正念来感知内在自我

在不可控的情境面前，我们需要一种更为淡然的心态。如何达到这种心态呢？正念疗法为我们提供了一种途径。"正念"这一概念起源于佛教，卡巴金将其定义为：一种有目的、有意识地关注并觉察当下发生的一切，同时不对这些体验作出任何评判。心理学家在此基础上进一步发展，提出了正念减压疗法（mindfulness-based stress reduction）。该疗法由卡巴金于1979年设计并在其减压诊所实施，旨在辅助常规医疗手段。它的核心目的是教导患者运用自身的身心力量，积极做一些他人无法替代的事情来维护自己的身心健康——培育正念，帮助患者以正念来应对压力、疼痛和疾病。

正念课程的核心是正念冥想练习，它强调纯粹地关注每一刻所展现的身心经验，并教导练习者以正确的态度进行正念修行。这包括：不对自己的情绪、想法、病痛等身心现象做价值判断，只是纯粹地觉察它们；对当下的各种身心状况保持耐心，和平共处；始终保持初学者的心态，愿意以赤子之心面对每一个身心事件；信任自己，相信自己的智慧与能力；不强求治疗目的，只是无为地觉察当下发生的一切身心现象；接受现状，愿意如实地观照当下的身心现象；放下种种好恶，只是时刻觉察当下发生的身心事件。

通过长期的团体冥想练习，患者能够以更开放的心态去感受疾病带来的疼痛等体验，并将对疼痛的认知模式转变为非自动化模式。多项研究表明，正念疗法可以有效改善癌症患者的睡眠质量，减轻焦虑和抑郁程度，从而提高生活质量。广东省中医院乳腺科也在病房组织患者进行团体辅导，结果显示参与后患者的焦虑水平明显降低，同时改善了进食障碍、失眠等症状。此外，门诊还提供情志疏导和音乐治疗等多种心理社会干预手段。研究表明，正念治疗和音乐治疗均能有效改善患者的生活质量和心境。

4.互助团体的重要性

癌症的康复是一个漫长的过程，而患者大部分时间并不在医院。因此，广东省中医院乳腺科在医院和政府的支持下，成立了乳腺癌患者的联谊会和友苑。这是一个完全由乳腺癌患者组成的公益团体，致力于为乳腺癌患者提供身心康复服务。其宗旨是在医生和患者、患者与患者之间搭建一个互动交流的平台，为病友提供心理咨询或干预治疗，帮助乳腺癌病友摆脱恐癌心理，树立健全的人格，恢复自尊和自信，从而提高生活质量，并促进患者的长期生存质量。

针对一些特殊的患者，医护人员在诊疗过程中会根据患者的需求提供更为细致的帮助，同时患者团体也会给予援助。和友苑会选出合适的乳腺癌康复者来探访住院患者，以缓解他们在围手术期、围化疗期的焦虑，提高治疗依从性，确保按期完成治疗。对于已完成初步诊疗的患者，在和友苑这个大家庭中，她们可以放心地提出自己的疑惑和不安，而康复多年的成员会积极解答，并分享自己的理解和感受。同时，和友苑也为众多患者提供了一个安全的港湾。研究表明，这种互助团体可以带来明显的生存获益，同时帮助个体提高应对技能，从而更快地适应患病后的生活。

【专家建议】

在患病时出现各种情绪问题是正常的。我们需要在初次得知自己患癌的消息后，开始关注身体和心理的变化。身体方面有专业的医护人员进行诊治，而对于心理的不适，我们也有多种解决方法。当察觉到自己出现不良情绪时，应及时寻求帮助。初步感到不适时，可以通过团体辅导、正念疗法、音乐治疗，以及社会团体的支持与帮助来缓解。如果需要进一步的支持，也可以寻求专业心理治疗师进行一对一的辅导。在必要时，不应抗拒药物治疗。乳腺癌的生存率相对较高，通常情况下，保持积极的心态、配合治疗并坚持正念冥想，就可以取得较好的效果。然而，当遭遇情绪突变或不良情绪持续发生时，不能轻视，应及时前往专科就诊。

（闵霞心理治疗师、郭莉主任）

主要参考文献

❶季建林，徐俊.认知疗法的现状和趋势［J］.中国心理卫生杂志，1989，3（3）：129.

❷Levine MN，Guyatt GH，Gent M，et al.Quality of life in stage Ⅱ breast cancer：an instrument for clinical［J］.J Oncol，1988，8（20）：1798.

❸Kimberly D.Miller，Leticia Nohueira，et al.Cancer treatment and survivorship statistics，2022.CA Cancer J Clin 2022，0：1−28.

❹Lotfi−Jam K，Carey M，Jefford M，et al.Nonpharmacologic strategies for managing common chemotherapy adverse effects：a systematic review.J Clin Oncol 2008，26：5618.

❺Kabat−Zinn J.Mindfulness−Based Interventions in context：past，present，and future［J］.Clin Psychol：Sci Pr，2003，10（2）：144−156.

❻何静静.叙事护理结合正念减压训练对乳腺癌化疗患者癌因性疲乏及睡眠质量的影响［J］.世界睡眠医学杂志，2023，10（3），566−569.

❼罗小珍，雷晓珍，孙强，等.团体正念认知疗法对化疗期乳腺癌患者心理弹性和自我效能的影响.［J］.临床精神医学杂志，2022，32（4）：291−293.

❽Küchler T，Bestmann B，Rappat S，et al.Impact of psychotherapeutic support for patients with gastrointestinal cancer undergoing surgery：10−year survival results of a randomized trial.J Clin Oncol 2007，25：2702.

呕吐的折磨让我痛苦不堪，化疗期间，我究竟能吃些什么呢？

　　每次回想起手术后的化疗经历，都历历在目。自第一次化疗后的第二天起，我就遭受了剧烈的恶心呕吐，难以进食。在每个化疗周期之间的短暂间歇，只有那几天我稍感舒适，然而一旦再次住院准备化疗，即便治疗尚未开始，我已在心理上感到抵触，胸口沉闷，恶心欲吐。医院里的饭点成了我最恐惧的时刻，饭菜的气味让我无法忍受，甚至看到食物就开始呕吐，更别提吃下去了。但为了挺过这段艰难的治疗，我不得不强迫自己进食，可即便吃下一点，也会很快吐出，反复如此，令人绝望。无论是在家还是医院，我都需要随时准备一个小盆以应对突如其来的呕吐。甚至在深夜，我也常因恶心而从睡梦中惊醒，随之而来的又是一阵剧烈的呕吐。我清楚地记得，在第三次化疗后回家的某个夜晚，大约是凌晨三点，我吐得虚脱无力，感到生命在流逝。我让先生不要关灯，也不要休息，就这样守着我，因为我担心自己可能撑不到天亮。他担心地看着我，默默地陪伴了一整夜。幸运的是，我挺过了那一夜。那种痛苦，真是生不如死。我迷茫地寻找能缓解呕吐的食物，也担忧着如何维持身体的功能。虽然艰难地熬过了那一晚，但化疗的疗程还远未结束，我还需要继续努力。

　　后来，在病房中与其他病友的交流中，我发现了一些缓解呕吐的小窍门，比如食用带有酸味的水果，特别是柠檬和山楂，效果非常好。这里要特别感谢来自珠海的汪姐，她热情地分享了山楂给我。最初她给了我一大把，我试着吃了几颗，感觉非常舒服，于是把剩下的都吃掉了，并厚着脸皮又向她要了一些。除了山楂，还有哪些食物可以帮助我们缓解恶心呕吐呢？结合中医学的性味归经理论和西医学的营养学观点，化疗期间我们应该吃些什么才更好呢？

（患者琳）

【乳腺专科护士答复】

乳腺癌患者在化疗期间，由于化疗药物对肠胃的损伤，常会出现食欲不振、味觉及嗅觉改变、恶心、呕吐等症状，此时患者的脾胃较为娇嫩和虚弱。化疗期间的饮食调护旨在减少化疗反应带来的不适症状，同时确保患者的正常营养摄入。结合 2022 年中国营养学会的《中国居民膳食指南》，我们为乳腺癌患者术后化疗期间的饮食提供以下建议。

1. 化疗前 2 小时内避免进食，以减少胃液分泌，缓解呕吐。即便发生呕吐，量也会相对较少，从而减少营养流失。每次进餐后 10 ～ 15 分钟，可进行轻度活动或锻炼，以促进胃排空，提高食欲。餐后应休息、静卧，并抬高头部。

2. 保持食物多样化，以谷类为主。日常膳食应包含谷薯类、禽鱼蛋奶类等食物。建议每天摄入谷薯类食物 250 ～ 400g，其中全谷物及杂豆类 50 ～ 150g，薯类 50 ～ 150g。每天摄入 12 种以上食物，每周摄入 25 种以上。若化疗副作用导致进食困难，切勿勉强。

3. 饮食与运动需平衡，以维持健康体重。减少久坐时间，定时起身活动，每天步行量建议不少于 6000 步，每周不少于 5 天。化疗后可能会感到疲劳，因此应根据实际身体状况量力而行。

4. 多吃蔬菜、水果、奶类和大豆，常食豆制品，适量摄入坚果。确保每天摄入蔬菜 300 ～ 500g，其中深色蔬菜应占一半；每天摄入新鲜水果 200 ～ 350g；摄入各种奶制品，量相当于液态奶 300g。

5. 适量食用鱼、禽、蛋和瘦肉。每周吃鱼 280 ～ 525g，畜禽肉 280 ～ 525g，平均每天摄入总量 120 ～ 200g。优先选择鱼类和禽类，食用鸡蛋时保留蛋黄。减少肥肉、烟熏和腌制肉类的摄入。

6. 控制盐和糖的摄入量，限制酒精消费。每天食盐不超过 6g，烹调油用量在 25 ～ 30g。糖的摄入量每天不超过 50g，最好控制在 25g 以下。女性每日酒精摄入量不超过 15g。同时要保证充足的饮水量，成人每天饮水

7～8 杯，总量为 1500～1700mL。为促进化疗药物代谢的毒素排出，建议化疗期间患者每日饮水量达到 2000～3000mL。

　　7. 如果您进食有困难或正在执行针对糖尿病等其他慢性疾病的特定饮食计划，请咨询医生或营养师的建议。他们会根据您的具体情况，指导您在化疗期间如何调整饮食习惯。

　　从中医学的性味归经及辨证施治的角度来看，化疗期间应根据患者的体质和症状来选择合适的饮食。中医学认为食物具有四性五味之别，四性即寒热温凉，五味即辛甘酸苦咸。根据患者的不同表现，中医将其分为寒证和热证，并据此来调整饮食。

　　若化疗患者表现为畏寒喜暖、口淡不渴、面色苍白、肢冷蜷卧、小便清长、大便稀烂、舌质淡，这被中医称为寒证。此时，患者应忌食或少食寒性及生冷食物，如西瓜、绿豆等。

　　相反，若患者怕热喜凉、口渴喜冷饮、面红耳赤、心烦失眠、小便短赤、大便秘结、舌质红，这被中医归为热证。在这种情况下，患者应忌食或少食热性及辛辣食物，如人参、羊肉等。

　　此外，中医强调的五味入五脏理论也为我们提供了饮食指导。五味指的是食物的辛、甘、酸、苦、咸五种味道，它们分别与五脏有特定的联系和亲和作用。具体来说，"酸入肝、辛入肺、苦入心、咸入肾、甘入脾"，即酸味食物对肝脏有益，辛味食物对肺脏有益，以此类推。

　　酸味食物具有敛汗、涩精、止喘、止泻等功效，如西红柿、醋、红小豆、马齿苋、蜂乳、山楂、桃、鳟鱼等。辛味食物则能宣散、行气、通血脉，促进血液循环和新陈代谢，还有宣散外寒的作用，如葱、生姜、香菜等。苦味食物有清热、泻火、燥湿、降气、解毒的作用，例如苦菜、苦瓜、大头菜、香椿、蒲公英、槐花等。甘味食物则可补益、和中、缓和痉挛、缓解疼痛，如莲藕、茄子、薏苡仁、荞麦、猪肚等。

　　在化疗期间，患者应根据自身症状选择合适的食物，以缓解化疗带来的不适感，并促进身体的恢复。

《素问·四气调神大论》有言："毒药攻邪，五谷为养，五果为助，五畜为益，五菜为充。气味合而吸之，补益精气。"针对厌食者，我们应以刺激食欲为要，让患者随心所欲地选择食物，无需过分拘泥于饮食禁忌。同时，注重食物的色、香、味搭配，以提升患者的食欲。此外，也可尝试食用一些开胃食物或饮料。根据化疗期间的不同体质，我们推荐以下饮食方案：

1.肝气郁结型患者，饮食应以疏肝理气、化痰散结为主，避免辛辣刺激食物。推荐枸杞陈皮李子茶：取枸杞子10g、陈皮3g、李子4枚，加水煎煮后代茶饮。另一款青橘叶皮核汤也颇为适宜：青橘叶、青橘皮、青橘核各2.5g，以黄酒与水各半煎煮，每日温服2次。

2.冲任失调型患者，饮食应注重滋阴降火、软坚解毒，忌食温燥伤阴之物。可尝试的药膳：玉米粒10g，橘核1g，丝瓜络5g，与鸡蛋1个同煮，加盐勾芡后即可食用。另外，花生苡仁汤也是不错的选择：取花生、薏苡仁、赤小豆、红枣各10g，煮熟后即可享用。

3.毒热蕴结型患者，饮食应以清热解毒、化瘀消肿为主，同样需要避免辛辣刺激食物。推荐菱角汤：取菱角30个去壳后煮成浓汤，分两次服用。蒲公英粥也是良好的选择：蒲公英5g与粳米10g同煮成粥，即可食用。

4.气血亏虚型患者，应以益气养血、解毒散结为主，忌食生冷寒凉之品。黄芪猪脚汤是适宜的补品：取鲜猪脚3个、咸猪脚3个，与黄芪5g、当归5g同煮，适量加入盐、味精调味。另一款鲫鱼山药粥也颇为滋补：鲜鲫鱼1条，与生山药5g、粳米10g同煮成粥，将熟时加入山药及盐略煮即可。建议每日食用1剂，10天为1个疗程。

【专家建议】

化疗期间，若患者能够正常进食，应注重营养搭配，以满足机体的各项需求。然而，当出现食欲不振、恶心或呕吐等症状时，患者不应勉强进食。可根据个体的不同表现灵活选择饮食，避免过度焦虑或拘泥于某种食品是否可食。若确实无法进食，应立即就医，寻求专业医生的帮助。此外，化疗期间的中医辨证饮食应在中医专业医护人员的指导下进行。

（王春雪护士、叶淑华护士长）

主要参考文献

❶ 丛明华.围化疗期患者如何进行营养干预［J］.肿瘤代谢与营养电子杂志，2021，8（4）：392.

❷ 张露飞，章小飞，金艾香.中医体质理论在乳腺癌住院患者化疗期饮食指导中的应用［J］.护理与康复，2018，17（10）：65-67.

❸ 朱志，闫敏敏，姚鑫，等.《黄帝内经》五味与五脏关系探析［J］.中华中医药杂志，2021，36（6）：3516-3518.

❹ 李艺博，张晶新，李腾腾，等.五味理论的现代医学研究［J］.中华中医药杂志，2023，38（4）：1417-1420.

❺ 冯晓，高慧，许朝霞，等.浅析饮食五味与《黄帝内经》的五味理论［J］.中医学，2021，10（1）：60-66.

❻ 周娟.乳腺癌化疗患者个体化护理效果观察［J］.世界最新医学信息文摘，2016，16（58）：202.

❼ 刘春林.化疗患者的中医辨证饮食护理[C].中华护理学会.全国中医、中西医结合护理学术交流会议、全国社区护理学术交流会议论文汇编.中华护理学会：2012.

❽ 杨彩平，程丽娜，李丽.乳腺癌的中医辨证施护体会[A].2014年"河南省肿瘤专科护士职业安全防护及新技术交流"学术会议论文集[C]：河南省护理学会，2014.

❾ 陈前军，司徒红林.乳房健康——从改善生活方式开始［M］.广州：花城出版社，2015.

❿ 中国营养学会.中国居民膳食指南（2022）［M］.北京：人民卫生出版社，2022.

如何重新拥有一头乌黑亮丽的秀发?

2014年6月，我被诊断出患有乳腺癌，并住进了广东省中医院。当我首次踏入六楼乳腺科住院部，看到走廊里那些身着病服、秀发全无的患者，我被深深地震撼了。想到自己也将步入她们的行列，我的内心充满了怅惘。

在第一次化疗时，医生就告诫我化疗会导致脱发。因此，出院后我迅速为自己准备了假发和帽子。我一直钟爱长发，那伴随我几十年的秀发，从未剪短过。虽然以前我并未对头发给予特别关注，但如今面临失去它的可能，心中却涌现出万般不舍。我希望头发能在头上多留些时日，所以在首次化疗结束后，我并没有像其他患者那样选择剃光，而只是将头发剪短，以为这样可以减少脱发的数量和显眼程度。

然而，事情并未如我所愿，实际情况远比我想象的更为糟糕。每次梳头和洗头时，都会掉下大把的头发，令人心生恐惧。床上、枕头上留下的那些密密麻麻的头发，几乎让我崩溃。我曾想过一剃了之，但又不好意思去理发店剪光头发。于是，在第二次化疗入院时，我在医院里变成了光头一族。

虽然下定决心剃光头发，但内心的悲伤却难以言表。夜里，我不知哭过多少回，惋惜那一头乌黑亮丽的头发就这样离我而去。我的头发何时才能再次与我相聚？何时才能重新长出来？这些疑问一直困扰着我！为了自我安慰，我只能假装自己是为了体验一把尼姑的生活，尽管这是逼不得已的选择，但我仍努力将其美化为上天的馈赠。

终于，在经历了八次化疗的折磨后，我的头发开始慢慢长出来了。新生的头发柔软、乌黑且略带卷曲，与以前的头发截然不同。正因为经历过失去的痛苦，我更加珍惜现在所拥有的。我怀着欣喜的心情看着它一天天变长，一直留了一年直到头发长到齐脖的位置才摘掉假发。如今的我已经重新拥有了一头乌黑亮丽的披肩长发。它终于还是回来了！与我重逢了！

在探访病房时，许多新的病友姐妹会向我询问如何减少化疗期间的脱发。她们想知道是否有中医或西医的方法能让头发更快地长出来。除了假发以外，她们还想知道如何更好地度过这段"光头期"。对于这些问题，我也想向乳腺科专家寻求建议。

（患者敏）

【乳腺专科护士答复】

这些病友们关切的脱发问题，我们可以从减少脱发、促进头发生长和应对"光头期"三个方面来探讨。

1. 如何减少脱发？

脱发主要是由于化疗药物对皮肤的毒性作用，它抑制了毛发根部细胞群的有丝分裂，导致细胞无法更新，最终萎缩脱落。脱发的程度与化疗药物的种类、剂量、联合用药情况，以及治疗周期的重复频率密切相关。通常在化疗后 1～2 周开始发生，2 个月时达到最明显。除了头发，阴毛、腋毛、眉毛和体毛也可能出现不同程度的脱落。幸运的是，停药后 2 个月毛发会开始再生，半年后通常能恢复正常，且新生的头发往往比以前更加黑亮有光泽。年轻人的气血调养得更为充沛，因此毛发生长也更快。以下是一些建议：

（1）调整饮食结构：保持饮食清淡，尽量避免刺激性食物，多食用水果、蔬菜和富含维生素 B_6 与维生素 B_2 的食物。氨基酸、复合维生素及铜、铁、锌等微量元素对于防治毛发脱落至关重要。如芝麻、松子、核桃等坚果和豆类富含蛋白质，而海带和贝类中的钙质有助于头发保持乌黑光润。动物肝脏、红枣茶和首乌汁能改善头发色泽。同时，水果、瘦肉、鸡蛋、菠菜等食物能促进细胞再生，对治疗脱发有辅助作用，而鸡、蛋、鱼、牛肉、牛奶等则能促进头发角质蛋白的合成。为避免血中酸毒素过多，应减少食品中的酸性物质摄入。

（2）补充碘质：头发的光泽与甲状腺的功能息息相关。补碘能增强甲状腺的分泌功能，从而有利于头发的健康美观。建议多食用海带、紫菜和牡蛎等富含碘的食品。同时，补充维生素也十分重要，尤其是维生素 E，它能抗衰老、促进细胞分裂和毛发生长。可多食用鲜莴苣、卷心菜和黑芝麻等富含维生素 E 的食物。此外，维生素 B 类、米糠、麸皮及胆碱、卵磷脂、肌醇等都有利于新发的再生。需要注意的是，长期大量摄入纯糖类和脂肪类食物会加速毛囊损害，因此化疗期间患者应多摄入富含蛋白质、维生素 B、铁、铜、碘的食物。必要时，可以考虑加服中成药螺旋藻胶囊来调节人体代谢和免疫功能，以缓解疲乏、失眠和脱发等症状。

2. 如何促进头发生长?

补肾养血的方法能有效预防或缓解化疗药物引发的脱发问题。在日常生活中，我们建议患者可以尝试以下中药汤剂来促进头发生长。

（1）首乌鸡蛋汤。材料：首乌 120g，鸡蛋 2 枚。制作方法：将首乌煎煮至浓汤状态，然后用此汤煮两枚鸡蛋。食用方法：每次食用 1 枚鸡蛋并饮用汤，每日两次。

（2）枸杞芝麻粥。材料：黑芝麻 30g，枸杞子 10g，粳米 100g。制作方法：将上述材料共同煮粥。食用方法：每日服用 1 次。

（3）核桃芝麻粥。材料：核桃仁 20g，黑芝麻 30g，粳米 100g。制作方法：将核桃仁和黑芝麻研磨成末，与粳米一同煮粥。食用方法：每日 1 次。

（4）头皮降温法：通过降低头皮温度来收缩头皮血管，从而防止药物渗入并损害细胞。具体操作：在化疗前 15 分钟，将头发全部浸湿，用棉垫保护耳朵防止冻伤，同时用湿绷带包裹头部，戴上湿毛巾和冰帽。此时，患者应平躺或在躺椅上休息。

（5）调整睡眠：研究显示，睡眠紊乱与疲乏和焦虑相关联，这些因素都可能加剧脱发。保持规律的睡眠有助于维护良好的生物节律。短暂的、质量不高的睡眠都会扰乱生物节律，增加疲乏感，从而导致脱发。而良好的心情、优质的睡眠、正常的食欲及增强的抵抗力，都能减少脱发并促进头发生长。

（6）缓解紧张情绪：进行放松训练，如轻柔按摩，可以帮助肌肉和肢体放松。同时，摆脱负面思考，恢复积极的治疗心态，也是减轻紧张情绪的关键。提高社会心理支持，增强自我控制和独立能力，保持心情愉悦，都有助于减少头发脱落。

3. 如何顺利度过"光头期"？

（1）巧妙运用头饰：假发是首选（其护理方式与真发相似），围巾和帽子也是不错的选择。这些物品经济实惠、方便清洁，并能变化出多种时尚款式，优选棉质材料。

（2）头发再生期间的护理方法：治疗结束后3～4个月，新生的头发便能恢复到正常长度。在头发再生的前3个月内，头皮可能会比平时更痒。因此，建议使用酸碱度中性的洗发水，并通过按摩头皮来促进头发生长。用指腹轻柔按摩头皮，以刺激皮肤、增加血液循环、调节皮脂分泌、缓解头部疲劳，并刺激毛囊，进而促进血液循环，帮助头发重新生长（按摩时，无活性的发根会自然脱落）。按摩时，应从颈部开始，向上至头顶，然后从鬓角向后上方按摩至头顶，确保整个头皮都得到充分按摩。但不建议每天洗头，因为这样会洗掉头发表面的天然油脂，导致头发更加干燥。此外，应避免使用香味过浓的洗发水，以防过敏；同时，含有酒精的洗发露也不宜使用，因为酒精会使头发变得干燥。

（3）头发再生期后的护理建议：①调整日常习惯：请避免使用易产生静电的尼龙梳子和尼龙头刷，在空气污染严重的环境中，应佩戴防护帽并及时清洁头发。外出时，建议使用防晒油，并佩戴帽子、围巾或假发，以避免头发直接受到阳光照射。对于头发稀疏或头皮裸露的情况，建议佩戴帽子或使用防晒霜来抵御紫外线。需注意，SPF15 的防晒霜仅适用于短时间日晒，长时间暴露在阳光下应选择 SPF30 或更高系数的防晒霜。推荐使用软质梳子，定期梳头能促进头皮血液循环，有利于头发再生。化疗过程中若脱发严重，建议剃发。多次剃发能刺激头皮、改善血液循环，从而促进新发生长。②头发的保养方法：首先，请避免使用会使头发变硬的化学试剂或药品，例如染发剂和拉直药剂等。其次，慎用卷发器（尤其不可戴着入睡，以防头发折断）、吹风机或发卡。再者，选择温和且刺激性小的洗发液，如儿童洗发液，通常建议每 3 ～ 4 天洗发一次，且只需洗一次。可以在洗发水中加入醋或柠檬汁，以减少断发并增强头发的柔韧性。感觉头发干燥时，可以尝试使用牛奶洗发，让牛奶在头发上停留至干透，滋润效果令人惊喜。此外，不要将头发编成辫子，梳理时要轻柔，遇到缠结的头发应绕在手指上逐段理顺。梳子方面，推荐选用质地优良、梳齿稀疏的软木梳或儿童发刷。为保持头发的健康，建议留短发以减少自重对头皮的牵拉，并更利于营养吸收。若为长发，请用丝带轻束于后，避免使用易使头发折断的橡皮筋。③保护措施：在寒冷天气、空调坏境中或夜间睡眠时，建议佩戴帽子以保暖。化疗结束后，头发会立即开始生长，初期新生的头发较为细软。这种新长出的柔软且弯曲的头发被称为"化疗卷发"。随着时间的推移，头发会逐渐由卷变直，恢复其原有的质地和强度。

【专家建议】

在化疗期间，应根据个人具体情况调整饮食，保持良好的睡眠以避免紧张情绪，气血充养足则毛发生长迅速。在光头期间，可巧妙运用头饰进行过渡，同时选用酸碱度适中的洗发水，并按摩头皮以促进头发再生。

（冯丹丽护士、叶淑华护士长）

主要参考文献

❶ 刘程利.化疗后脱发的防治与护理［J］.山西医药杂志.2012，41（11）：
1171-1172.

❷ 贾英杰，陈军.化疗后脱发防治方法的临床及实验研究进展［J］.现代中西医
结合杂志，2010，19（19）：2458-2460.

❸ 陈前军，司徒红林.乳房健康——从改善生活方式开始［M］.广州：花城出
版社，2015.

为何在手术前要先进行化疗，而不是直接切除肿块呢？

2010 年 4 月 20 日，我被诊断为乳腺癌。次日便住院进行了穿刺，医生建议我先进行新辅助化疗，等待合适的时机再进行手术，随后还需接受化疗和放疗。那一刻，我如遭雷击，整个人仿佛陷入了呆滞，感觉像是在听医生的"判决书"。我不禁质问，为何老天要如此对我？这简直是要我历经世间所有的磨难！为何他人可以直接手术，而我却要先承受一轮新辅助化疗的煎熬？既然术后仍需化疗，为何不直接切除病灶，而要让我多受一次罪呢？古人云："天将降大任于是人也，必先苦其心志，劳其筋骨，饿其体肤，空乏其身。"但我真的不知为何会被老天"选中"，承受这样的苦难。庆幸的是，我最终还是按照医生的建议，一步步走到了今天，成功地战胜了病魔。然而，我始终不解的是：当初为何要先化疗再手术，直接切除肿块不是更好吗？

（患者月英）

【乳腺专科医生答复】

罹患乳腺癌后，许多患者都急切地想要尽快切除肿瘤，以期早日康复。然而，在某些情况下，医生会建议先进行化疗再手术，这往往使患者心生顾虑，担心病情会因此延误。

实际上，这种做法反映了乳腺癌治疗理念的演变。曾经，医生也持有相似的观点，认为乳腺癌仅是局部病变，只要彻底切除乳房局部，便可防止肿瘤的复发和转移。当时的手术范围相当广泛，甚至出现了扩大乳腺癌根治术，需要切除胸大肌和胸小肌。但随着对乳腺癌认知的深化，医生们日益接受 Fisher 理论，即将乳腺癌视为全身性疾病。手术仅是乳腺癌治疗的一环，自此乳腺癌手术逐渐缩小范围，保乳手术和保腋手术应运而生。

随着医学的持续进步，医生们发现，将原本术后的化疗提前至术前进行，不仅不会对患者的生存造成负面影响，反而会对治疗产生积极效果，如缩小手术范围、延长生命等。术前进行的化疗、内分泌治疗或靶向治疗被称为新辅助治疗，目前应用最广泛的仍为新辅助化疗，而 HER$_2$ 阳性的患者则需配合靶向治疗。

那么，哪些患者需要进行新辅助化疗呢？美国相关的指南指出，主要有两类人群。一类是不可手术的患者，这包括炎性乳腺癌患者（一种特殊类型的乳腺癌）、肿瘤体积过大、侵犯皮肤（T4）的患者，或淋巴结转移较多（如融合性 N2 淋巴结、N3）的患者。另一类则是虽然可以手术，但术前新辅助化疗更为适合的患者，如 HER2 阳性和三阴性乳腺癌患者，在肿瘤大于等于 2cm 或淋巴结 ≥ 1 个的情况下，以及有保乳意愿但肿块过大的患者。同时，中国临床肿瘤学会（CSCO）乳腺癌诊疗指南也推荐新辅助治疗适用于肿瘤肿块较大（＞5cm）、腋窝淋巴结转移、HER2 阳性、三阴性，以及希望保乳但肿瘤与乳房体积比例过大而难以保乳的患者。其中，多数专家认同，当仅以 HER2 阳性或三阴性作为新辅助化疗的选择标准时，肿物应大于 2cm。

大家必定好奇，文章开头提及的接受新辅助化疗的人群能从中获得哪些益处。其中的优势，还需从新辅助化疗的益处细细道来。新辅助化疗的神奇之处在于，它能使原本不可手术的乳腺癌变得可以手术，抑或是将无法保乳的乳腺癌转变为可保乳的情况。这是何意呢？举例来说，若初次诊断时肿物体积较大，难以直接通过手术切除，勉强手术可能会导致切口无法缝合或长时间无法愈合。此时，新辅助化疗便能大显身手，通过缩小肿物大小，为后续手术创造更有利的条件。又或者，当患者有强烈的保乳愿望，但乳房内肿物相对于乳房体积而言过大，保乳手术难以达到理想的美容效果时，新辅助化疗同样可以发挥作用。值得一提的是，目前新辅助化疗还有可能降低手术分期，从而避免腋窝淋巴结清扫手术，进一步减少了因腋窝淋巴结清扫带来的上肢淋巴水肿、肢体活动障碍等副作用的风险。

　　不仅如此，新辅助化疗在药物敏感性测试、预后评估，以及系统治疗方案的制定等方面均扮演着举足轻重的角色。患者对新辅助化疗药物的反应情况，实际上体现了患者对该方案的敏感程度，这是一个极具价值的信号，对术后辅助治疗方案的制定，乃至复发转移后治疗方案的确定都具有重要的指导意义。例如，对于三阴性乳腺癌患者，如果新辅助化疗未能达到病理完全缓解（pCR），根据 CREATE-X 试验的结果，给予 6 ～ 8 周期的卡培他滨治疗，可使死亡风险降低高达 42%。而对于 HER2 阳性的乳腺癌患者，若新辅助化疗未达到 pCR，根据 KATHERINE 试验的结果，后续给予 1 年的 TDM-1 治疗，无复发生存率可提升 6.7%。此外，通过新辅助化疗的效果还可以评估患者的预后情况。对于那些新辅助化疗后达到 pCR 的患者而言，这通常预示着更好的无病生存期（DFS）和总生存期（OS），这一点早在 2014 年便在权威的《柳叶刀》杂志上有过报道。特别是对于 HER2 阳性和三阴性乳腺癌患者而言，病理完全缓解与长期生存获益之间的关系更为密切。

　　然而，新辅助治疗也并非完美无缺。有少部分患者对新辅助化疗并不敏感，甚至在治疗过程中可能出现病情恶化的情况。但也不必过分担忧，因为医生会在每次新辅助化疗后进行疗效评估，并根据情况及时调整治疗方案，以确保为患者制定最为合理的治疗方案。

【专家建议】

　　新辅助化疗－手术－术后辅助治疗这一治疗模式已经非常成熟，它不仅不会延误病情，反而能带来多重治疗益处。医生会根据患者的具体状况来选定恰当的治疗方案。如果患者对乳房外观或治疗期望有特殊的考虑，建议与主治医生进行深入交流。

（许锐主任）

主要参考文献

❶NCCN Guidelines Version 3.2023.

❷中国临床肿瘤学会指南工作委员会.中国临床肿瘤学会（CSCO）乳腺癌诊疗指南（2023）.

❸Early breast cancer collaborative Group （EBCTCG）.Long-term outcomes for versus adjuvant chemotherapy in early breast cancer：meta-analysis of individual patient data from ten randomised trials.Lancet Oncol 2018，19：27.

关于"淋巴结转移一枚，我是否需要放疗"的疑虑

2015年10月，我被诊断为乳腺癌。过去一年多的艰辛，只有亲身经历过的人才能真正理解。虽然现在还不能说一切危险都已过去，但我面对未来已经多了些许信心和从容。在病前，我拥有一个和睦的四口之家，母亲身体健康，丈夫疼爱我，女儿即将大学毕业，我也有一份热爱且能胜任的工作。生活充实而美好，让我对未来充满期待。

我一直很关心自己的身体，所以每年都会去体检。虽然体检报告显示有乳腺增生，但多年来并无明显变化，这让我误以为自己的身体状况很好。然而，2015年我开始感到疲惫，7月持续低热，9月更是摸到了乳房的肿块。我立刻前往广东省中医院乳腺科就诊，经过检查，医生怀疑是乳腺癌，并建议进行进一步的穿刺检查。

等待结果的日子如同一个世纪般漫长，其中的煎熬无法用言语形容。当结果终于出来时，我看到的是"重度非典型性增生"。我原本以为这只是良性增生，只需手术切除肿块就能重回正常生活。但当我拿着结果去找林毅教授时，她仍认为我的乳房肿块很可能是恶性的，建议我立即住院。

我无法接受这个事实，我觉得自己明明好好的，只是乳房长了个肿块而已。在亲友的帮助下，我无奈地办了住院手续。住院期间，我深感无力，几乎崩溃。五天后，石蜡结果显示我患有乳腺癌，且已有一枚淋巴结发生癌转移。根据这个结果，医生为我制定了后期治疗方案：化疗、靶向治疗、内分泌治疗，并建议放疗。

我当时感到十分恐惧和排斥，因此当听到有相似情况的姐妹们采用其他治疗方案时，我会立刻与医生沟通，希望能避免放疗和化疗。有一位姐妹也是一枚淋巴结转移，但她并未接受放疗。然而，在与医生深入沟通后，我最终还是选择了放疗。

現在，我的精神状态很好，完全看不出曾经是个癌症患者。这都归功于医生们的专业素养。但我仍然有一个疑问：为什么同样是淋巴结一枚转移，有些人需要放疗，而有些人却不需要呢？希望医生能为我解答这个疑惑。

（患者春桂）

【乳腺专科医生答复】

关于乳房切除术后，淋巴结 1 ～ 3 枚转移是否需要放疗的问题，目前国际上尚无定论。2023 年，美国相关的指南仍建议对 1 ～ 3 枚淋巴结转移的患者进行术后放疗。2019 年欧洲肿瘤内科学会专家共识也提出，对于淋巴结 1 ～ 3 枚转移的患者，应考虑将放疗作为常规治疗手段。然而，2017 年 St. Gallen 共识则指出，在乳房切除术后，对于分期为 T1–2N1M0（淋巴结 1 ～ 3 枚转移）的乳腺癌患者，是否进行放疗需仔细权衡风险；若生物学行为良好，或许可以避免放疗，但此建议未详细说明。同样，在 2019 年 St. Gallen 的专家投票中，有 85% 的专家认为，当淋巴结有 1 ～ 3 枚转移并伴有不利因素（如三阴性乳腺癌等）时，应接受放疗。

同时，《2016 年 NCCN 乳腺癌临床实践指南》强调，在决定对分期为 T1–2N1M0（淋巴结 1 ～ 3 枚转移）的乳腺癌患者进行乳房切除术后放疗时，需平衡"绝对获益"与"不良反应"。该指南还列举了一些可能避免放疗的因素（证据级别：中等），包括年龄大于 40/45 岁、老年患者或并发症多且预期寿命有限、存在可能加重并发症的情况、低肿瘤负荷（T1）、无脉管内癌栓、仅有 1 枚淋巴结转移、淋巴结微转移、具有良好生物学特征（如雌激素受体阳性、低组织学分级）等。此外，Lancet 杂志 2014 年发表的一篇关于乳腺癌术后放疗的 EBCTCG 荟萃分析显示，在系统治疗的基础上，放疗可降低全乳切除术后淋巴结 1 ～ 3 枚转移患者的乳腺癌复发率，并改善患者的生存率。同样，《中国抗癌协会乳腺癌诊治指南与规范（2021年版）》也指出，对于淋巴结转移1～3枚的T1～2期患者，现有证据支持术后放疗可以降低局部复发率、任何部位的复发率及乳腺癌相关死亡率；但对于低危亚组患者，需仔细权衡放疗的获益与风险。术后放疗可能在以下人群中更有意义：年龄小于或等于40岁、淋巴结清扫数目小于10枚且转移比例大于20%、激素受体阴性、HER2过表达、组织学分级高，以及脉管侵犯阳性等。

【专家建议】

关于这一问题，目前仍存在争议。因此，医生会在循证医学的基础上，结合患者的具体病情（包括年龄、脉管内癌栓状况、淋巴结清扫的数量等），与患者进行深入沟通，以制定治疗策略。患者应与乳腺科医生和放疗科医生进行充分的沟通，以决定最适合自己病情的治疗方案。

（郭倩倩、戴燕医生）

主要参考文献

❶NCCN Clinical Practice Guidelines in Oncology.Breast Cancer.Version 3.2023.

❷Cardoso F，et al.Early breast cancer：ESMO Clinical Practice Guidelines for diagnosis，treatment and follow-up.Ann Oncol.2019 Aug 1，30（8）：1194-1220.

❸Curigliano G，et al.De-escalating and escalating treatments for early-stage breast cancer：the St.Gallen International Expert Consensus Conference on the Primary Therapy of Early breast cancer 2017.Ann Oncol.2017 Aug 1，28（8）：1700-1712.

❹Balic M，et al.St.Gallen/Vienna 2019：a brief summary of the consensus discussion on the optimal primary breast cancer treatment.Breast Care，2019，14（2）：103-110.

❺Recht A，et al.Postmastectomy radiotherapy：an American Society of Clinical

Oncology，American Society for Radiation Oncology，and Society of Surgical Oncology Focused Guideline update.J Clin Oncol.2016 Dec 20，34（36）：4431-4442.

❻Early Breast Cancer Trialists' Collaborative G，et al.Effect of radiotherapy after mastectomy and axillary surgery on 10-year recurrence and 20-year breast cancer mortality：meta-analysis of individual patient data for 8135 women in 22 randomised trials.Lancet.2014 Jun 21，383（9935）：2127-2135.

❼中国抗癌协会乳腺癌专业委员会.中国抗癌协会乳腺癌诊治指南与规范（2021年版）［J］.中国癌症杂志，2021，31（10）：954-1040.

术后多久放疗才能确保治疗效果呢？

> 我已完成手术和化疗，医生建议我接受放疗。然而，由于放疗的预约时间较长，并且因我个人的家庭因素，可能会导致放疗时间推迟。因此，想请问医生，手术后必须在多久之内开始放疗？
>
> （患者花）

【乳腺专科医生答复】

在临床实践中，我们常遇到两种需要放疗的情况：一种是手术后无需化疗但需接受放疗的患者，另一种是既需要化疗也需放疗的患者。

（1）关于术后无需化疗的患者，其放疗的最佳时机目前尚有争议。荷兰曾进行过一项纳入2759例患者的回顾性研究，该研究将术后放疗的开始时间划分为6周内、6～8周和大于8周三个时段进行对比分析。研究结果显示，术后6周内开始放疗有助于提高患者的10年生存率。然而，另一项规模更大的研究（涵盖13907例患者）则指出，只要在术后3个月内开始放疗，就不会对患者的总体生存率产生显著影响。但值得注意的是，如果放疗的开始时间延迟至术后8～12周以后，可能会增加局部复发的风险。

（2）对于术后需要接受化疗的患者而言，应首先完成辅助化疗。根据国际公认的循证卫生保健最高标准证据——Cochrane系统评价的建议，这类患者应在术后7个月内完成放疗。

【专家建议】

对于术后无需化疗的患者，在伤口愈合良好的情况下，推荐在术后3个月内开始放疗。而对于术后需要化疗的患者，则应先完成辅助化疗，并确保在术后 7 个月内完成放疗。

（孙杨主任）

主要参考文献

❶VanMaaren M C，Bretveld R W，Jobsen J J，et al.The influence of timing of radiation therapy following breast-conserving surgery on 10-year disease-free survival［J］.British Journal of Cancer，2017，117（2）：179-188.

❷Tsoutsou P G，Koukourakis M I，Azria D，et al.Optimal timing for adjuvant radiation therapy in breast cancer：A comprehensive review and perspectives ［J］.Critical Reviews in Oncology/hematology，2009，71（2）：102-116.

❸Hickey B E，Francis D P，Lehman M .Sequencing of chemotherapy and radiotherapy for early breast cancer［J］.Cochrane database of systematic reviews（Online），2013，4（4）：CD005212.

放疗导致的皮肤溃疡令我痛苦万分，该如何应对？

身为一名乳腺癌患者，我几乎经历了所有术后常规治疗：化疗、内分泌治疗、靶向治疗、放疗及中药调理。每一步都充满了挑战，尤其是放疗，它所带来的皮肤溃疡让我备受煎熬，甚至曾让我产生过放弃治疗的念头。我深知放疗引发的皮肤溃疡因人而异，症状轻重不一，而我恰恰属于症状较为严重的那一类。当放疗进行到第20次时（全程共需25次），我的伤口（自左胸至腋下）开始出现红斑，随后逐渐变黑、脱皮，最终发炎并形成溃疡。发现这一状况后，我立即前往医院求助。尽管护士们每天都用土黄连液（院内制剂）为我清洗伤口，并在十多次后改用湿润烧伤膏涂抹，但即便放疗结束回家后，我仍严格按照医嘱处理伤口，溃疡却依旧未能痊愈。那时的我焦虑不安，尽管每一步都谨遵医嘱，但因溃疡面积过大、程度过深，最终不得不住院治疗。经过一周每天两次的高流量氧气治疗后，炎症终于得到控制，伤口也开始逐渐愈合。那段经历，我此生都不愿再回首。放疗后的皮肤溃疡，真是让人"苦不堪言"。尽管事情已经过去数年，但每每想起，我仍心有余悸。假如我在放疗期间能够更好地护理自己，是否可以避免如此严重的皮肤溃疡呢？当皮肤尚未溃疡时，涂抹土黄连液或芦荟胶是否能减轻皮肤反应呢？若在放疗前使用土黄连液来保护皮肤，又是否会影响放疗效果呢？一旦溃疡形成，应如何迅速采取综合治疗措施，以阻止溃疡进一步恶化呢？

（患者晓黛）

【乳腺专科医生答复】

放疗是乳腺癌治疗的重要手段之一，对部分患者而言不可或缺。它有助于降低局部复发的风险并改善预后。然而，在肿瘤细胞接受照射的同时，正常组织也会受到一定影响。因此，放疗相关的不良反应应引起我们的高度关注和重视。在严重的情况下，这些不良反应可能会对患者的生理和心理造成伤害，其中放射性皮炎最为常见。

1. 了解放射性皮炎

放射性皮炎是由放射线（主要是 β 射线、γ 射线及 X 射线）照射引起的皮肤、黏膜炎症性损害。其症状根据轻重不同，可能表现为皮肤红斑、色素沉着、干性脱皮、湿性脱皮、皮肤溃疡、坏死及萎缩等。这些皮肤反应可能引发的疼痛或不适会影响患者的生活质量。大约 95% 接受放疗的患者会出现某种形式的皮肤毒性反应，约 47% 的患者会出现 Ⅱ 度或以上的放射性皮肤反应。但值得庆幸的是，随着放疗的结束，大多数皮肤损伤会逐渐恢复。

放射性皮炎按时间可分为急性和慢性两种。急性皮肤放射损伤通常是由一次或多次大剂量电离辐射局部照射引起的；而慢性皮肤放射损伤则多是由长期小剂量电离辐射局部照射所致，一般发生在放射治疗后，或由急性皮肤放射损伤发展而来。

放射性皮炎的严重程度可以通过几种分级系统进行评估，其中最常用的是美国国家癌症研究所不良事件通用术语标准（NCI CTCAE），以及放射治疗肿瘤学小组 / 欧洲癌症研究和治疗组织（RTOG/EORTC）的毒性标准。RTOG/EORTC 遵循的分级标准与 NCI CTCAE 相同，分级越高，代表皮肤损伤程度越严重，治疗和康复的难度也越大。具体来说：

NCI CTCAE 1 级表现为轻度红斑伴有干性脱皮，症状可能在一个月内消失，通常不会产生长期的后果。

NCI CTCAE 2 级则表现为中度至急剧发红及斑点状湿性脱皮，可能伴有中度水肿，且常有剧烈疼痛。

NCI CTCAE 3 级则是融合性湿性脱皮，发生在皮肤褶皱以外的其他部位，受到创伤时可能出血。

NCI CTCAE 4 级特征为全层皮肤坏死或真皮全层溃疡，可能出现自发性出血，并可能需要进行皮肤移植。

在罕见的情况下，NCI CTCAE 5 级的单纯性皮炎甚至可能导致死亡。

2. 放射性皮炎的预防与管理

多数人对放疗及放射性皮炎的了解不足，这往往导致他们产生焦虑和紧张情绪，严重的情况下，甚至可能会拒绝接受放疗。因此，在放疗前为患者提供充分的心理支持和相关知识的教育显得至关重要。

（1）心理支持与健康教育

在放疗前，应与放疗科医生或主管医师进行深入沟通，以及时缓解患者的紧张和焦虑。同时，应根据患者的具体情况，简洁明了地讲解放疗的相关原理、作用、需要注意的事项、可能的不良反应，以及放射性皮炎的预防和处理方法。这样可以帮助患者保持积极乐观的心态，更好地配合治疗。

（2）放射性皮炎的预防措施

放射性皮炎的发生会给患者的生活和心理带来不小的影响，降低其生活质量。因此，采取积极主动的护理和防护措施，可以有效减少放射性皮炎的发生。

1）日常皮肤护理：在放射治疗期间和治疗结束后的 2 ～ 4 周内，需要特别保护治疗区域的皮肤，避免受到刺激和摩擦，以预防放射性皮炎的发生。具体的皮肤护理措施包括：①保持放疗区域的皮肤清洁和干燥。②使用温水和温和的肥皂进行清洗，建议选择 pH 值接近人体皮肤表面的无皂、无香精的合成液体沐浴露（pH 值在 4 ～ 6）。③每天使用 2 ～ 3 次无香型、不含羊脂的水性润肤保湿霜，包括周末的非治疗日也要坚持使用。④避免使用香水和其他含酒精的护肤品。⑤穿着宽松的衣服，以减少摩擦和损伤。⑥避免在皮肤皱褶处使用玉米淀粉或婴儿爽身粉。⑦避免阳光直接照射。⑧在治疗区域内，避免使用湿剃刀进行剃毛，电动剃须刀是一个安全的替代选择。

需要注意的是，在临近放疗时，不建议使用外用的保湿剂、凝胶、乳剂或敷料，因为它们可能会引发补偿片效应，导致表皮接受的放射剂量增加。因此，这里有一个重要的提示：每次放疗前，患者应轻轻清洁并干燥放疗区域的皮肤。

2）预防措施：推荐使用局部皮质类固醇来预防严重的放射性皮炎，并减轻皮肤不适和瘙痒感。在每次放疗结束后，可以在治疗区域使用低至高效的局部皮质类固醇，如0.1%糠酸莫米松或1%氢化可的松乳膏，每天涂抹一次或两次。至于其他局部药物或敷料，例如芦荟、三乙醇胺、凡士林软膏、橄榄油或透明质酸等，目前没有确切数据显示它们能预防放射性皮炎。而口服药物，如蛋白水解酶、抗氧化剂、锌补充剂、硫糖铝等，几乎没有或缺乏证据证明其治疗的有效性。

（3）放射性皮炎的治疗与管理策略

放射性皮炎的治疗应根据皮肤损伤的严重程度进行分级管理，这包括采取一般的皮肤护理措施、预防和治疗继发性皮肤感染，以及合理使用敷料等。

1级皮炎：对于大多数患者而言，除了采取一般的皮肤护理措施外，通常无需特殊治疗。

2～3级皮炎：治疗措施包括预防继发性皮肤感染，以及在皮肤脱落区域使用适当的敷料。如果发生感染，应按照标准治疗方案使用局部或全身性抗生素。

4级皮炎：这种情况较为罕见；一旦发生，需要立即停止放疗，并由多学科团队进行治疗。治疗方法可能包括手术清创、全厚皮片移植、肌皮瓣或带蒂皮瓣移植等。对于存在感染风险或已感染的伤口，应考虑使用全身性或外用抗菌药物。

国内的一些研究显示，局部使用紫草油、三黄膏、芦荟胶或奥克喷等产品，可能有助于预防或降低放射性皮炎的发生率。此外，应用维生素B_{12}、烧伤膏或纤维细胞生长因子等，也可能减少放射性皮炎的发生，并有助于创面愈合。而损伤局部的氧气疗法能够改善创面局部的氧气供应情况，使创面更加清洁、减少渗液，并促进愈合；氧疗后应配合局部用药，以缓解因创面干燥而带来的不适感。需要注意的是，放射性皮炎的治疗方法虽然多样，但必须在医生的指导下进行。

中医药在放疗引起的皮炎治疗方面具有显著优势。中医学理论认为，放疗属于火毒之邪的范畴。在放疗期间，根据医生的建议口服中药汤剂或进行中药外敷，通常能够取得显著的治疗效果。我院特制的土黄连液（又名功劳木外洗液）具有清热解毒、消炎杀菌和生肌收口的功效。经过长期的临床应用观察发现，在放疗期间局部外敷土黄连湿纱可以明显降低放射性皮炎的发生率，并促进已受损皮肤的愈合过程。

【专家建议】

1.重度放射性皮炎的发生概率并不高，且大多数情况下是可以预防的。

2.在放疗期间，一般性的皮肤护理有助于预防放射性皮炎的发生。每次放疗前，轻轻清洁并保持放疗区域的皮肤干燥至关重要。根据研究数据显示，局部使用皮质类固醇能有效预防严重放射性皮炎的出现，并减轻皮肤不适和瘙痒，而其他药物或敷料的效果尚未得到充分证实。

3.放射性皮炎的治疗和管理应根据皮肤损伤的程度进行分级。治疗方法多种多样，其中，中药的内服和外治在放射性皮炎的防治方面展现出显著的优势。然而，具体的治疗方法选择应在医生的指导下进行。

（王蕾医生、徐飔主任）

主要参考文献

❶MateuszS.Chronicradiation-induced dermatitis：challenges and solutions［J］. Clinical，Cosmetic and Investigational Dermatology，2016，Volume 9：473-482.

❷Wong RK，Bensadoun RJ，Boers-Doets CB，et al.Clinical practice guidelines for the prevention and treatment of acute and late radiation reactions from the MASCC Skin Toxicity Study Group［J］.Support Care Cancer，2013 Oct，21（10）：2933-2948.

❸Pinnix C，Perkins GH，Strom EA，et al.Topical hyaluronic acid vs.standard of care for the prevention of radiation dermatitis after adjuvant radiotherapy for breast cancer：single-blind randomized phase Ⅲ clinical trial［J］.Int J Radiat Oncol Biol Phys，2012 Jul，83（4）：1089-1094.

❹柳华锋，于然，陈辰，等.中医药治疗放射性皮炎的研究进展［J］.中华中医药杂志，2018，33（10）：4568-4570.

❺辜梦聃，曾元丽，石小兰.放射治疗所致放射性皮炎防治及护理进展［J］.现代临床护理，2017，16（5）：65-71.

❻张冬英，蓝翔，樊慧红，等.放射治疗并发放射性皮炎防治的研究进展［J］.中国现代医生，2017，55（27）：166-168.

❼陈丽宜，桂玲，黄秀兰，等.土黄连湿敷联合常规护理预防及减轻放射性皮炎随机平行对照研究［J］.实用中医内科杂志，2013（13）：160-161.

乳腺癌靶向治疗可以延后实施吗？

几年前的春节，我正处于乳腺癌靶向治疗阶段，然而，新型冠状病毒感染突然在全国蔓延。我们村庄实施了严格的出入限制，进出变得异常困难。此外，医院里患者众多，这无疑增加了感染病毒的风险。因此，原本按照既定疗程治疗的我，被迫推迟了两个月才前往医院接受靶向治疗。尽管我后来完成了整个靶向治疗过程，但我仍然心存疑虑，不知道靶向治疗最多可以延后多久进行？延后治疗会影响其效果吗？

（患者小美）

【乳腺专科医生答复】

目前尚无确切证据表明，短期内延后靶向治疗会对整个治疗的最终效果及其影响程度造成明确影响。

对于早期乳腺癌患者（接受辅助治疗），其主要目标是预防术后疾病的复发和转移，因此应尽早按计划进行注射。但如果因疫情或其他不可抗力因素导致近期无法前往医院接受治疗，可以适当延后治疗时间，这样做的影响并不会太大，只是在药物剂量上需要进行相应的调整。具体调整方式如下：若曲妥珠单抗的治疗间隔少于 4 周，应给予常规维持剂量的曲妥珠单抗；倘若治疗间隔超过 4 周，则应在给予初始负荷剂量后继续维持剂量。对于同时接受曲妥珠单抗和帕妥珠单抗双靶治疗的患者，如果两次治疗间隔少于 6 周，可以按照原方案继续治疗；若治疗间隔超过 6 周，则应重新给予初始负荷剂量后，继续按照原方案治疗。

对于晚期乳腺癌（复发或转移性乳腺癌）患者的治疗，应结合患者的具体病情，充分评估风险与收益，并与主治医师进行深入沟通。可以考虑采用 3 周为一个用药周期，以减少患者前往医院的次数。或者遵循就近原则，选择离家较近的医疗机构进行治疗，以降低在交通中的感染风险。如果治疗被迫延期超过 6 周，可以按照上述建议调整药物剂量。

单靶治疗和双靶治疗见表 2。

表 2　单靶治疗和双靶治疗

单靶治疗	
两次连续输液的时间间隔	曲妥珠单抗
＜ 4 周	尽快对其给予常规维持剂量的曲妥珠单抗（每周一次的给药方案：2 mg/kg；每三周一次的给药方案：6mg/kg）
≥ 4 周	尽快重新给予初始负荷剂量的曲妥珠单抗（每周一次的给药方案：4mg/kg；每三周一次的给药方案：8mg/kg），后给予维持剂量的曲妥珠单抗（每周一次的给药方案：2 mg/kg；每三周一次的给药方案：6 mg/kg）

双靶治疗		
两次连续输液的时间间隔	曲妥珠单抗	帕妥珠单抗
＜ 6 周	尽早静脉输注 6 mg/kg 曲妥珠单抗	尽早静脉输注 420 mg 帕妥珠单抗
≥ 6 周	应重新给予以 8 mg/kg 负荷剂量的曲妥珠单抗，此后第 3 周一次给予维持剂量 6 mg/kg	应重新给予以 840mg 负荷剂量的帕妥珠单抗，此后第 3 周一次给予维持剂量 420mg

【专家建议】

针对早期乳腺癌患者（接受辅助治疗），若因疫情或其他因素影响而无法按期前往医院治疗，可以适当延后治疗时间，此举影响相对较小，但需在给药剂量方面作出相应调整（详见表 2）。

对于晚期乳腺癌（即复发或转移性乳腺癌）患者的治疗，应综合考虑患者病情，充分评估治疗风险与收益，并与主治医师进行充分沟通。为减少患者前往医院的次数，可以考虑采用 3 周为一个用药周期的方案，或者通过调整给药方式来达到这一目的。

（宋雪医生）

罹患三阴性乳腺癌，我该走向何方？

　　2010 年 9 月的那次手术，乳腺癌的诊断仿佛晴天霹雳，我霎时间脑海一片空白，仿佛被抛入无底的深渊，惊愕到连哭泣都忘记。数日后，石蜡检测报告揭晓：ER ＞ 1% 阳性、PR ＞ 1% 阳性、HER2 阴性。住院的医生轻声告诉我，这个结果并非最糟糕，我处于三阴边缘，可以按照三阴性乳腺癌的治疗方案进行医治。那时的我，对检测报告一无所知，心中茫然，不知所措，只是在想：我究竟还能活多久？

　　之后，当医生与家属沟通化疗方案时，我才逐渐明白，对于三阴性乳腺癌患者来说，术后前三年的治疗至关重要。医生解释说，三阴性的预后效果相对较差，更令人担忧的是，化疗后便没有有效的西药可供使用。受体阳性的乳腺癌患者术后需长期服用内分泌药物长达 5 ～ 10 年，而对于两阴一阳的患者，还有靶向治疗可供选择。然而，我们三阴性患者，除了化疗和放疗，几乎别无选择。罹患癌症已是不幸，身为三阴性患者的我们，又该如何踏上康复之路？老天为何如此不公，对我如此苛刻！恐惧与绝望交织在心头，思绪如波涛汹涌，久久不能平静……

　　身为"三阴"的我，究竟该何去何从？中药治疗是否能够降低复发和转移的风险呢？听闻免疫治疗在当下备受瞩目，那么，是否有新的免疫治疗手段或其他创新药物能为我们所用呢？

（患者玉珍）

【乳腺专科医生答复】

　　三阴性乳腺癌（triple-negative breast cancer，简称 TNBC）是指雌激素受体（ER）、孕激素受体（PR）及人表皮生长因子受体 2（HER2）检测均为阴性的乳腺癌。由于其缺乏内分泌及抗 HER2 的治疗靶点，因此传统化疗仍是这类癌症新辅助治疗和辅助治疗的主要方法。相较于其他分子亚型的乳腺癌，三阴性乳腺癌的恶性程度较高，侵袭性强，复发率和转移率高，预后也相对较差。根据 Katrina R.Bauer 等人的研究，三阴性乳腺癌患者的 5 年相对生存率仅为 77%，明显低于其他类型乳腺癌的 93%。而 Rebecca Dent 等人的研究指出，三阴性乳腺癌患者在诊断后的 5 年内死亡风险持续上升，但 5 年后风险不再继续增加。值得注意的是，三阴性乳腺癌的复发转移时间点具有独特性，其远处转移出现得更早，通常在诊断后的前 1 ～ 3 年达到高峰，之后迅速下降。到 5 ～ 10 年时，其复发风险与非三阴性乳腺癌已无显著差异，甚至在 8 ～ 10 年时，其转移风险还低于非三阴性乳腺癌。因此，三阴性乳腺癌在临床上需要患者和医生的高度关注。

对于 Luminal 型的乳腺癌患者，内分泌治疗是标准的辅助治疗手段；对于 HER2 阳性型的患者，可以接受靶向治疗作为辅助治疗。至于三阴性乳腺癌的辅助治疗，相关指南推荐使用蒽环类或紫杉类药物作为优先选择的化疗方案。然而，对于三阴性乳腺癌术后的患者，是否需要进一步强化治疗呢？是否有新的治疗方法，如免疫治疗等，可供选择？另外，中药治疗是否能有效降低复发和转移的风险呢？

1. 三阴性乳腺癌患者在完成手术和化疗后，是否需要进一步强化治疗呢？

SYSUCC-001 研究发现，对于已经历过标准治疗（例如化疗、放疗等）的早期三阴性乳腺癌患者，若继续接受为期 1 年的卡培他滨节拍化疗，其 5 年无病生存率可以得到显著提升（由 75.8% 提升至 85.8%）。尽管总生存率（OS）的提升并未达到统计学差异，但仍呈现改善的趋势。该研究一经发布，便迅速影响了临床实践。目前，国内外的治疗指南均推荐早期三阴性乳腺癌患者在辅助治疗后，继续接受卡培他滨节拍治疗 1 年。

针对先接受化疗再进行手术的患者（即新辅助化疗后的患者），病理完全缓解率（pCR）是评估新辅助化疗效果的关键指标。研究显示，三阴性乳腺癌相较于非三阴性乳腺癌，对新辅助化疗更为敏感，并能获得更高的 pCR 率。根据 2008 年的一项研究，与非三阴性乳腺癌患者相比，三阴性乳腺癌患者的 pCR 率显著更高（22%：11%，p=0.034）。在三阴性乳腺癌患者群体中，新辅助化疗后达到 pCR 的患者，其生存获益更大，拥有更长的无事件生存率（EFS）和总生存率（OS）。另一项具有临床实践指导意义的研究（CREATE-X）揭示：那些在新辅助治疗后未达到 pCR（仍有残留病灶）的三阴性乳腺癌患者，若在术后接受 6～8 周期的卡培他滨口服强化治疗，其 5 年的无病生存期和总生存率可以得到显著提高。因此，当前的治疗指南推荐新辅助化疗后未达到 pCR 的三阴性乳腺癌患者，在术后可进行卡培他滨的口服强化治疗。

OlympiA 研究主要针对 BRCA1/2 基因胚系突变，且已完成标准的辅助/新辅助化疗的 HER2 阴性中高危患者，其中三阴性乳腺癌患者占比高达 82.2%。研究发现，继续服用奥拉帕利 1 年能够延长三阴性乳腺癌患者的无浸润性疾病生存时间。因此，该药物也被指南推荐用于 BRCA1/2 胚系突变的中高危三阴性乳腺癌患者。

2. 是否有新的治疗方法可供选择，如免疫治疗等？

乳腺癌的免疫治疗是通过给予乳腺癌患者特定的生物物质，以刺激机体产生针对乳腺癌的免疫应答，进而达到抗癌效果。这种治疗方法分为主动免疫治疗和被动免疫治疗。KEYNOTE-522 研究揭示，在化疗基础上加用帕博利珠单抗，可以显著提高 II～III 期三阴性乳腺癌患者的 pCR 率及 EFS。因此，该治疗方案已得到美国相关指南的推荐。目前，帕博利珠单抗是唯一获批用于早期高危三阴性乳腺癌治疗的免疫治疗药物。

3. 采用中药治疗能否降低复发和转移的风险？

国医大师林毅教授强调，中西医结合治疗在乳腺癌的预防和治疗中具有显著优势。当前，中医药在提高机体抗病力及抗复发和转移治疗中扮演着重要角色。尽管目前尚缺乏充分的临床证据来证实中医药能够减少三阴性乳腺癌的复发和转移，但细胞实验数据已显示出中药具有抗肿瘤及逆转耐药性的作用。Zhang 等人的研究利用微阵列芯片技术分析了耐药细胞株中的 miRNA 表达，并发现某些中药成分可能影响这些细胞的信息传递通路，从而逆转耐药性。此外，多项临床研究显示，中医辨证论治能够有效缓解乳腺癌放化疗后的多种不适症状，如骨髓抑制、恶心呕吐等，进而提高患者的生活质量和免疫功能。

【专家建议】

针对早期三阴性乳腺癌患者，在标准的辅助治疗之后，可以追加为期一年的卡培他滨节拍化疗；而对于 BRCA1/2 胚系基因突变的中高危三阴性乳腺癌患者，则可考虑使用奥拉帕利进行为期一年的口服治疗。若三阴性乳腺癌患者在新辅助化疗后未达到 pCR，术后建议使用卡培他滨进行 6～8 周期的强化治疗。在免疫治疗方面，帕博利珠单抗已经被批准用于早期高危三阴性乳腺癌的免疫治疗。同时，在乳腺癌患者的治疗过程中，可以结合中医治疗以缓解各种不适症状，进而提升患者的生活质量。

（康梦玲医生、徐飚主任）

主要参考文献

❶邵志敏，沈镇宙，徐兵河.乳腺肿瘤学［M］.上海：复旦大学出版社，2018.

❷Dent R，Trudeau M，Pritchard KI，et a1.Triple-negative breast cancer：clinical features and patterns of recurrence［J］.Clinical Cancer Research，2007，13（15）：4429-4434.

❸Bauer K R，Brown M，Cress R D，et al.Descriptive analysis of estrogen receptor （ER） -negative，progesterone receptor （PR） -negative，and HER2-negative invasive breast cancer，the so-called triple-negative phenotype：a population-based study from the California cancer Registry［J］.Cancer，2007，109（9）：1721-1728.

❹Wang X，Wang S，Huang H，et al.Effect of Capecitabine Maintenance Therapy Using Lower Dosage and Higher Frequency vs Observation on Disease-Free

Survival Among Patients With Early-Stage Triple-Negative Breast Cancer Who Had Received Standard Treatment [J] .JAMA, 2021, 325 (1): 50.

❺Liedtke C, Mazouni C, Hess KR, et al.Response to Neoadjuvant Therapy and Long-Term Survival in Patients With Triple-Negative Breast Cancer [J] .J Clin Oncol, 2008, 26 (8): 1275-1281.

❻邵志敏.精准医学时代的乳腺肿瘤学 [M] .上海: 复旦大学出版社, 2016.

❼Masuda N, Lee SJ, Ohtani S, et al.Adjuvant capecitabine for breast cancer after preoperative chemotherapy [J] .N Engl J Med, 2017, 376 (22): 2147-2159.

❽Tutt A N J, Garber J E, Kaufman B, et al.Adjuvant Olaparib for Patients with BRCA1- or BRCA2-Mutated Breast Cancer [J] .New England Journal of Medicine, 2021, 384 (25): 2394-2405.

❾Schmid P, Cortes J, Dent R, et al.Event-free Survival with Pembrolizumab in Early Triple-Negative Breast Cancer [J] .The New England journal of medicine, 2022, 386 (6): 556-567.

❿司徒红林, 陈前军.林毅乳腺病学术思想与经验心悟 [M] .北京: 人民卫生出版社, 2013.

⓫Zhang J, Zhang HD, Yao YF, et al. β -Elemene Reverses Chemoresistance of Breast Cancer Cells by Reducing Reducing Resistance Transmission via Exosomes [J] .Cell Physiol Biochem, 2015, 36 (6): 2274-2286.

⓬张佳慧, 于明薇, 马云飞, 等.中医药治疗三阴性乳腺癌研究进展 [J] .北京中医药, 2020, 39 (2): 182-185.

在乳腺癌巩固期治疗阶段，饮食方面我应该注意哪些事项？

结束了放化疗的疗程后，我面临着一个新的问题：在没有药物辅助的情况下，我应该如何选择饮食呢？自从身患癌症，我在饮食上便无法再像过去那样随心所欲。每次进食前，我都会思考这些食物是否适合我，是否会对我的身体造成不良影响。因此，我的饮食主要以清淡为主，力求营养均衡。我会相对多吃一些新鲜水果、蔬菜、坚果和五谷杂粮，这些食物有助于提高免疫力和抗病能力。同时，我尽量避免高脂食品，很少食用煎炸类食品、奶油、奶酪和甜品，对于雌激素含量高的食物我也尽量回避。不知道我的这种"饮食观"是否正确？是否有哪些食物是我应该避免食用的呢？

（患者圣美）

【乳腺专科护士答复】

乳腺癌患者在完成放化疗规范治疗后，即进入巩固期。此阶段肠胃功能相较围化疗期有所恢复，因此饮食方面的注意事项应参照美国抗癌协会（American Cancer Society，ACS）发布的《癌症幸存者营养与身体活动指南》和《中国乳腺癌患者生活方式指南（2017）》来进行。

1. 选择健康饮食

患者的膳食结构和食物选择与乳腺癌的进展、复发风险及总体生存率密切相关。研究显示，以水果、蔬菜、全谷类、禽肉和鱼类为主的饮食结构，可使患者的总体死亡率下降43%。

（1）脂肪摄入：研究指出，低脂饮食（即脂肪提供的热量占总热量的15%以下）与乳腺癌的无复发生存率有显著关系。每当膳食中的能量降低20%，复发风险即可减少24%。

（2）蛋白质补充：对于癌症患者的治疗、康复及长期生存，适量的蛋白质摄入至关重要。优质蛋白质的来源包括鱼类、瘦肉类、去皮的禽肉、蛋类、低脂或无脂奶制品、坚果及豆类等。在以蔬果为主的饮食结构中，应确保补充充足的鱼类、奶类等富含优质蛋白质的食物。

（3）碳水化合物：碳水化合物为患者每日提供必需的能量，是维持人体正常生理活动、生长发育和体力活动的主要热能来源。建议肿瘤患者每日碳水化合物的摄入量占总热量的 35% ～ 50%。优质碳水化合物来源于那些富含基本营养成分和膳食纤维的食物，例如蔬菜、水果、全谷物及豆类。全谷物中蕴含的多种维生素、矿物质和其他营养成分有助于降低癌症和心脑血管疾病的风险。相比之下，精制谷物中的这些营养成分含量较低。应注意限制糖和含糖饮料（如软饮料和果汁饮料）的摄入，因为它们会增加膳食中的能量，从而导致体重增加。

（4）蔬菜和水果：蔬菜和水果富含人体必需的维生素、矿物质、生物活性植物素及膳食纤维，对保持健康体重非常有益。水果（非果汁形式）能提供膳食纤维，并减少食物中的能量摄入。若患者无法摄入新鲜水果，则建议选择纯果汁作为替代。

（5）豆类制品：豆类制品中含有丰富的大豆异黄酮，这种物质具有类似雌激素的作用，能有效降低人体血液中的雌激素水平。因此，乳腺癌患者适量摄入大豆制品是安全的。研究结果显示，摄入大豆蛋白质的乳腺癌患者死亡风险降低了 29%，复发风险降低了 32%。中美联合研究还表明，大豆的摄入能降低 25% 的乳腺癌复发风险，对雌激素受体阴性的患者保护作用更为显著。基于这些研究证据，我们推荐将大豆制品作为健康饮食的重要组成部分。然而，由于缺乏充分证据，我们不建议乳腺癌患者服用含有大豆异黄酮的保健品来降低复发风险。

【专家建议】

中国营养学会《中国居民膳食指南（2022）》提出了平衡膳食"八大

准则"：食物多样，合理搭配；吃动平衡，健康体重；多吃蔬果、奶类、全谷、大豆；适量吃鱼、禽、蛋、瘦肉；少盐少油，控糖限酒；规律进餐，足量饮水；会烹会选，会看标签；公筷分餐，杜绝浪费。

2. 谨慎选用保健品

保健品，亦称为膳食补充剂，主要宣称具有某些特定的保健功效或用于补充维生素、矿物质、氨基酸等。截至目前，无论是通过观察性研究还是临床试验，都未能明确证明保健品能改善癌症患者的预后情况。对于确实缺乏营养素的患者，适当服用对应的营养素补充剂可能有益处；然而，若患者并无营养素缺乏，随意服用保健品可能不仅无益，反而会对健康造成不利影响。

【专家建议】

乳腺癌患者应优先从日常膳食中汲取必要的营养素。仅当临床表现或生化检查显示营养素缺乏时，才需考虑服用相应的营养素补充剂。若饮食无法满足营养素需求，再考虑补充剂也不迟。

3. 远离烟酒

研究显示，吸烟的乳腺癌患者死亡风险是不吸烟者的 2 倍。在我国，女性常因二手烟而受害。研究揭示，被动吸烟与女性乳腺癌死亡及全因死亡有显著关联，且会增加绝经后或肥胖乳腺癌患者的不良预后风险。

过量饮酒同样危害健康，因为酒精会提升外周血中的雌激素浓度，进而增加乳腺癌复发的风险。正在接受治疗，特别是放疗、化疗及生物治疗的患者，更应严格避免酒精摄入；即便是漱口水中的微量酒精，也可能引发口腔溃疡。

【专家建议】

烟酒习惯与乳腺癌的发病及进展紧密相关。因此，乳腺癌患者应尽量避免主动或被动吸烟及乙醇摄入。已有吸烟饮酒习惯的患者应尽早戒除。

4. 中医饮食调养

中医学素有"药食同源"之说，认为药物与食物均具有各自的特性，可通过调整人体的气血阴阳来发挥治疗作用。因此，食疗也需遵循辨证施食的原则。对于处于康复阶段的患者，经过手术、化疗、放疗后，往往存在正气不足的情况，饮食调理上应注重补益。针对阴虚、阳虚、气虚及血虚等不同体质，应采用相应的清补（如补阴血）或温补（如补阳气）之品。如选择清补，可考虑百合、银耳、鸭肉、甲鱼、枸杞子、蜂蜜、莲藕等；若需温补，则可选用羊肉、牛肉、龙眼肉、荔枝、海参、鲤鱼、栗子等。中医学理论认为，脾胃是后天之本，脾胃功能的强弱直接影响身体的健康状况。患者经历多种治疗后，脾胃往往受到一定影响。因此，日常饮食应着重保护胃气，以清淡、易消化且营养丰富的食物为主，避免过多食用辛辣、生冷、质硬及油炸类食物，并应戒烟酒。

【专家建议】

在制订饮食方案时，应结合患者的具体症状、体质、年龄、个人喜好及所处环境等因素，按照中医学"寒者热之""热者寒之""虚则补之"及"实则泻之"的治疗原则，合理搭配食物，以达到调和身体、祛除病邪的目的。确保每日营养摄入充足，且食物搭配合理，是提升机体免疫力和促进组织修复的关键。

（刘丹护士、叶淑华护士长）

主要参考文献

❶郑莹.中国乳腺癌患者生活方式指南［J］.全科医学临床与教育，2017，15（2）：124-128.

❷何钰卿.日常传统饮食对乳腺癌风险影响的研究现状［J］.护理研究，2016，30（11）：4107-4109.

❸Shu XO，Zheng Y，CaiH，et al.Soy food in take and breast cancer surivalI

［J］.JAMA，2009，302（22）：2437-2443.

❹Nechuta SJ，Caan BJ，Chen WY，et al.Soy food intake after diagnosis of breast cancer and survival：an in-depth analysis of combined evidence from cohort studies of US and Chinese women［J］.Am J ClinNutr，2012，96（1）：123-132.

❺曹清明，王蔚婕，张琳，等.中国居民平衡膳食模式的践行——《中国居民膳食指南（2022）》解读［J］.食品与机械，2022，38（6）：22-29.

❻葛明，万茜，宋雨鸿.肿瘤中医饮食康复治疗浅析［J］.河北中医，2012，34（7）：1015-1017.

如何进行体质辨识，并据此指导饮食调养？艾灸是否适用于养生？

我已年逾五十，经历放化疗之后，我时常感到疲乏、嗜睡，背部畏寒，四肢厥冷，夜间尿频，且伴有足跟及腰腿的酸痛。食用冷饮后，我极易出现腹泻。此外，我还经常起夜，睡眠质量不高，总感觉睡眠不足。请问医生，我究竟属于何种体质？应如何进行食疗或药疗以改善现状？我曾尝试艾灸，灸后腹部感觉十分舒适。然而，作为乳腺癌患者，我是否适合进行艾灸治疗？艾灸时的加热是否会加速癌细胞的扩散？

（患者迎春）

【乳腺专科医生答复】

所谓的"体质"，是指在先天遗传和后天环境共同影响下，人体在功能和形态结构上所表现出的相对稳定的特质。在乳腺癌领域，体质被视为疾病发生的内在基础，对乳腺癌的发病和发展具有重要影响。目前，多数学者倾向于采用国医大师王琦教授的九分法，将体质分为九个类型。

中医体质学说在乳腺癌预防方面有着广泛应用，这体现了中医"治未病"的思想。对于已经患病的人群，体质学说则有助于实现更精准的"个体化"治疗，从而提升治疗效果。

体质辨识的常用方法是采用中华中医药学会标准的《中医体质分类与判定自测表》。该表将体质分为九种类型：平和质、气虚质、阳虚质、阴虚质、痰湿质、湿热质、血瘀质、气郁质和特禀质。测试表包含60多个问题，患者需根据自己近一年的实际情况或感受选择答案，然后根据答案评分来判定体质。例如，若患者出现"四肢冰凉""背部怕冷""总要比别人多穿两件衣服""怕吃冷饮、怕吹空调"，以及"容易拉肚子"等症状，则为"阳虚质"的典型特征。然而，体质类型可能存在兼夹现象，即一个人可能同时具有多种体质特征。因此，如需对自身体质进行准确判断，建议咨询专业中医师。

对于乳腺癌患者而言，体质学说有助于制定更个性化的治疗和调护方案。以"阳虚质"患者为例，平时可以进行艾灸或穴位按摩（如合谷、足三里等），在冬季、深秋和夏秋之交适宜进行艾灸，而在春季和夏季则适合进行按摩。运动方面，可选择有氧运动如步行、慢跑、骑自行车、打太极拳等，运动强度应控制在手脚温热、面色红润、微微出汗的程度。饮食方面，建议多摄入性温热、补益肾阳、温暖脾阳的食物，如牛肉、羊肉、韭菜、桂圆等，避免食用生冷、黏腻苦寒的食物，如西瓜、苦瓜等。在作息方面，应保持规律作息，确保充足的睡眠，养成良好的睡眠习惯，尽量在夜间 23 点前入睡，并保证每日睡眠时间不少于 8 小时。阳虚体质的人特别需要注意保暖，并多接受正午阳光的照射，适当进行体力劳动，以微微出汗、不致疲乏为度。类似地，针对不同体质的患者，在运动、饮食、起居等方面都有相应的调护要点，这充分体现了中医学个体化治疗的优势。

艾灸，这一中医传统疗法，是通过利用艾绒对体表的穴位进行烧灼、温熨，借助火的温和热力及药物效应，经由经络传导，以达到温通气血、扶正祛邪的治疗与保健效果。在古籍《外科正宗》中已有记载："茧唇，初起及已成无内证者，用麻子大艾炷灸三壮，贴蟾酥饼膏盖，日久渐消。"这说明了艾灸在茧唇（即唇癌）治疗中的应用。目前，尽管缺乏大型随机对照研究来证实艾灸是否会加速癌细胞转移，但有多项研究表明，艾灸对恶性肿瘤患者具有减轻手术、放化疗后副作用的效果，能改善晚期患者的多种临床症状，并提升免疫功能及调整异常的血液状态。

艾灸包括直接灸、间接灸、艾条灸、温灸等多种形式。在家庭保健中，常采用艾条灸的方法，如温和灸和回旋灸。操作时，将点燃的艾条悬于施灸部位上方，保持艾火距皮肤约 3cm，持续灸 5 ～ 10 分钟，使皮肤感到温热而不致烧伤。此方法简便易行，对身体无创。针对手术后胃肠功能紊乱等不适，可选灸中脘、水分、神阙、上巨虚、足三里等穴位；对于化疗后的恶心呕吐，可选神阙、中脘、内关、足三里等穴位进行缓解；为预防化疗后骨髓抑制，可选灸双侧内关、双足三里、神阙、膈俞、脾俞、胃俞、肾俞等穴；而关元、足三里、三阴交、背俞穴等则有助于提高机体免疫力。

然而，艾灸时需注意，某些部位如妊娠期妇女的腰骶部、下腹部，以及男女的乳头和阴部等是禁止施灸的。关节部位也不宜直接灸，同时应避免在大血管、心脏部位和眼球等处施灸。艾灸后应多饮温开水，避免饮用冷水或冰水。初次尝试艾灸时应控制好量，循序渐进，不宜过量或灸时过长。对于皮肤感觉较迟钝的患者（如糖尿病患者），施灸时需特别小心温度控制，以防烫伤。施灸时还应确保体表部位充分暴露，并注意不要穿着化纤、羽绒等易燃衣物，以防艾炷脱落引燃衣物。同时，在冬季施灸时也要注意保暖，避免受寒。在极度疲劳、过饥、过饱、酒醉、大汗淋漓或高热等状态下，均不适宜进行艾灸。

【专家建议】

目前的体质学说，主要是根据个人症状将体质细分为九种类型。为确保准确辨识，建议寻求专业中医师的帮助。诸如"四肢冰凉""背部怕冷""总要比别人多穿衣物""怕吃冷饮、怕吹空调"，以及"容易拉肚子"等症状，多为"阳虚质"的表现。针对此体质，日常生活和运动中应注重提升阳气，并合理安排饮食以进行调护。艾灸是特别适合"阳虚质"或虚寒证患者的一种中医治疗手段。至于其他体质和状况是否适宜艾灸，则需咨询中医医生。截至目前，尚无大型随机对照研究证实艾灸会加速癌细胞扩散。相反，有多项研究显示，艾灸能减轻恶性肿瘤患者术后及放化疗的副作用，改善晚期患者的多种临床症状，并能增强患者的免疫功能，调节血液异常状态。

（方琛医生、任黎萍主任）

主要参考文献

❶ 王琦.9种基本中医体质类型的分类及其诊断表述依据 [J].北京中医药大学学报，2005（4）：1-8.

❷ 张卫华，彭树灵.乳腺癌与中医体质相关性的Logistic回归分析 [J].中国现代医生，2013，51（23）：124-125，128.

❸ 周仲芳，熊廷莲，徐厚平，等.阳虚体质者的中医调护 [J].中国现代药物应用，2011，5（23）：113-114.

❹ 侯新芳，倪光夏.艾灸治疗恶性肿瘤研究进展 [J].世界中西医结合杂志，2014，9（1）：101-104.

潮热与出汗的困扰，是否与内分泌药物有关？如何缓解？

我现年 50 岁，曾是一名乳腺癌患者，已于 2018 年完成了手术、化疗及放疗的治疗过程，目前正处于内分泌治疗阶段。近两年，我时常受到潮热和出汗的困扰，身体时冷时热，热时汗水淋漓，需迅速减少衣物或吹空调降温；而转瞬又觉寒冷，需立即加穿外套。此外，还伴有失眠、烦躁、抑郁、头痛及心慌等症状。我儿子认为我可能是进入了更年期。请问医生，这些症状是更年期所致，还是内分泌药物的副作用？我应如何缓解这些症状？

（患者玲玲）

【乳腺专科医生答复】

绝经过渡期女性最常诉说的症状为血管舒缩症状，或称为"潮热"，此现象在多达 80% 的女性中可见，但其发生率似乎受文化和族群影响而有所差异。潮热通常以上胸和面部突然的发热感为起始，这种感觉会迅速扩散至全身。这种发热感会持续 2 ～ 4 分钟，常伴有大量出汗，偶尔会有心悸，随后可能会感到畏寒、寒战和焦虑。潮热的出现频率各不相同，可能平均每天不到一次，也可能频繁至每小时一次，且不分昼夜。

正常情况下，女性的平均绝经年龄为 51 岁，其中 95% 的女性在 45 ～ 55 岁绝经。绝经与卵巢雌激素的产生显著减少有关，低雌激素水平可能引发血管舒缩症状（如潮热）、外阴阴道萎缩症状（包括阴道干涩和性交疼痛）；当然，还包括出汗、失眠、烦躁、抑郁、头痛和心慌等症状。乳腺癌女性相比其他女性更易出现潮热问题，这背后的原因众多。一方面，由于化疗导致的卵巢早衰或双侧卵巢切除（或使用药物导致的卵巢抑制），绝经前女性可能会突然出现雌激素缺乏。许多乳腺癌女性会接受他莫昔芬作为辅助治疗，这种药物会导致高达 80% 的女性出现潮热，其中 30% 的女性认为症状相当严重。使用他莫昔芬进行化学预防的女性也可能经历严重的潮热。芳香酶抑制剂也可能引发潮热，但这类潮热通常不那么频繁和严重。因此，这些症状的出现是内分泌治疗和更年期共同影响的结果。

在国际上，单纯雌激素治疗（ET）被视为缓解绝经期症状（特别是潮热）的标准疗法。然而，对于有乳腺癌病史的女性来说，全身性雌激素治疗是相对禁忌的。有一项名为"患乳腺癌后激素替代治疗：是否安全？"（HABITS）的研究指出，单纯雌激素治疗可能会增加乳腺癌复发的风险，这引起了人们的广泛关注。因此，我们不建议有乳腺癌病史的女性接受雌激素治疗。在考虑对这些女性进行单纯雌激素治疗之前，我们建议先尝试其他有效的方法来控制症状或预防骨质疏松。那么，乳腺癌患者应该如何缓解潮热等症状呢？

轻度潮热（即不会干扰日常活动的潮热）的女性，通常无需药物治疗。采取一些简单的行为措施，如降低室温、使用风扇、穿着易于增减的衣物，以及避开刺激因素（例如辛辣食物和紧张环境），都有助于减少潮热的频率。潮热的风险因素包含肥胖、吸烟和体力活动减少。体重的减轻可能有助于缓解潮热，例如，一项为期 6 个月的研究纳入了超重和肥胖的绝经前期及绝经后女性，她们被随机分配到强化行为减重干预组或结构化健康教育项目组。对于基线时潮热症状较严重的女性，与对照干预组相比，强化干预组在潮热症状上有了显著的改善。

对于因乳腺癌而不适宜接受激素治疗的中至重度潮热女性，以及那些不愿采用雌激素替代疗法的女性，我们推荐使用非激素治疗。已得到充分研究结果支持的药物包括 SSRI（抗抑郁药）、SNRI（5- 羟色胺 – 去甲肾上腺素再摄取抑制剂）、抗癫痫药、可乐定、奥昔布宁，以及中枢作用药物。建议首先考虑低剂量的帕罗西汀（但不适用于正在使用他莫昔芬的女性）或西酞普兰，而对于主要在夜间出现症状的女性，加巴喷丁可能更为适合。对于正在使用他莫昔芬的女性，建议使用西酞普兰、艾司西酞普兰或文拉法辛来缓解潮热，因为这些药物对 CYP2D6 的阻断作用极弱。

中医学理论认为，围绝经期综合征主要是由于肾气逐渐衰退，冲任二脉亏虚，导致阴阳失衡，表现为阴虚阳亢的病理状态。阴液不足则身体失养，引发头晕耳鸣、腰膝酸软等症状；阳气过亢则会导致烘热、汗出、烦躁不安等症状；而阴阳失调、水火不济则会引发心悸、失眠等症状。一项 Meta 分析的结果显示，补肾法能显著改善乳腺癌患者内分泌治疗后出现的围绝经期类似症状，且该方法不会影响患者的性激素水平，无论患者是否已绝经。同时，补肾法还能提高症状的客观缓解率，并改善近期的临床疗效。有学者在补肾法的基础上，加用祛瘀中药联合芳香化酶抑制剂，以治疗绝经后激素受体阳性的乳腺癌，这种方法可以有效改善相关症状和体征，降低雌激素水平，改善骨密度，调节骨转换指标，并有助于减轻药物引起的潮热等不良反应。也有学者认为，乳腺癌患者内分泌治疗中表现出的潮热症状，多为湿热内蕴之证，可以用大柴胡汤加减来治疗。另外有学者报道，疏肝益肾方加减联合放疗、化疗，可以增强三阴性乳腺癌患者的免疫应答能力，减轻免疫抑制作用，提高患者的生活质量，并缓解潮热出汗等症状。总体而言，治疗由内分泌药物引起的潮热出汗，主要采用滋阴益肾、清肝养肝、清热利湿、降气安神的方法，使用药物控制潮热，具体请咨询医生。

【专家建议】

乳腺癌内分泌药物治疗可能引发的潮热汗出等症状，在症状轻微且不影响日常生活时，通常无需特别的药物治疗。调整生活习惯，如降低室温、使用风扇、穿着易于穿脱的衣物，并避免刺激因素，如辛辣食物和紧张环境，同时努力减轻体重，都可能有助于缓解潮热。

对于症状较为严重的女性，中医药提供了以滋阴益肾、清肝养肝、清热利湿、降气安神为原则的辨证施治方法，这不仅可以显著缓解潮热等症状，还能改善患者的生活质量，且不会引发激素水平的变化。西药治疗方面，可以考虑使用低剂量的帕罗西汀（但不适用于正在使用他莫昔芬的患者）或西酞普兰。若症状主要在夜间出现，加巴喷丁可能是一个合适的选择。对于正在使用他莫昔芬的女性，可考虑使用西酞普兰、艾司西酞普兰或文拉法辛来缓解潮热症状。

（郭莉主任、钟少文主任）

主要参考文献

❶Stuenkel CA，Davis SR，Gompel A，et al.Treatment of Symptoms of the Menopause：An Endocrine Society Clinical Practice Guideline.J Clin Endocrinol Metab 2015，100：3975.

❷Nonhormonal management of menopause-associated vasomotor symptoms：2015 position statement of The North American Menopause Society.Menopause 2015，22：1155.

❸林芝娴，陈江锋，周丽琴，等.补肾法对乳腺癌患者内分泌治疗后性激素影响的Meta分析［J］.浙江中西医结合杂志，2019，29（7）：584-589.

❹欧柳菁.补肾祛瘀中药联合芳香化酶抑制剂治疗绝经后激素受体阳性乳腺癌疗效及对雌激素、骨密度、骨转换指标的影响［J］.现代中西医结合杂志，2018，27（23）：2529-2531，2535.

❺蔡琳琳，郭全，曹文兰，等.柴桂龙牡汤改善乳腺癌内分泌治疗不良反应随机双盲对照研究［J］.中国药业，2018，27（14）：16-19.

❻郑巧，崔飞飞，卢雯平.疏肝益肾方加减联合放化疗对三阴乳腺癌患者免疫调控及生活质量的影响［J］.中医杂志，2015，56（20）：1742-1745.

我深受严重失眠的困扰，长期依赖安眠药入睡，中医能否有效缓解我的失眠症状？

自从被诊断出患有乳腺癌后，我承受了巨大的精神压力，随之而来的是每晚都难以入睡。我时常睁着眼睛直到凌晨四五点，等待天明的到来，才能勉强入睡。化疗期间，失眠问题更为严重，经常是彻夜难眠。虽然化疗后睡眠状况有所好转，但入睡仍然十分困难。每晚我的脑海中都像在播放电影，不断重现白天发生的事情。即使好不容易入睡，我也很容易被外界的微小声响惊醒，例如窗外的雨滴声。每次醒来后，我又需要很长时间才能再次入睡。为了缓解困倦，我曾尝试服用安眠药，但我担心长期服用会产生依赖和成瘾问题。因此，我迫切想知道，中医是否有有效的方法来改善我的失眠症状？

（患者莲）

【乳腺专科医生答复】

失眠在乳腺癌患者中颇为常见。失眠，或称睡眠障碍，是指在睡眠与觉醒的交替过程中出现的各种功能性紊乱，诸如入睡困难、多梦易醒等症状均属于此类。长期的睡眠障碍可能会影响患者的免疫力，进而导致病情反复或恶化，形成恶性循环。不仅如此，无论是在癌症还是非癌症人群中，睡眠障碍都与认知能力下降甚至痴呆有所关联。值得注意的是，已有研究将睡眠质量不佳与乳腺癌女性的生存率下降相联系，并将其视为癌症进展的一个重要风险因素。

乳腺癌患者往往需要接受手术、化疗等多种治疗手段，这些治疗方式不仅受到疾病本身的影响，还会对患者的生活质量产生显著影响。一项涵盖 2645 名乳腺癌患者的国外研究显示，39% 的患者表现出典型的失眠症状。在肿瘤患者化疗前的 3 周，入睡困难的发生率分别达到 56%、68% 和 52%。另一项研究指出，57% ～ 66% 的接受化疗的乳腺癌患者存在睡眠障碍。还有学者对 67 例乳腺癌化疗患者进行了调查，结果发现随着化疗时间的延长，患者出现失眠的概率也逐渐上升。Beck 等人的研究则报道，65% 的乳腺癌化疗患者睡眠质量较差，主要表现在入睡时间延长、夜间持续睡眠时间减少，以及觉醒次数增多。

1. 乳腺癌患者为何会遭遇失眠的困扰呢？

通过多因素分析乳腺癌患者是否出现睡眠障碍，我们纳入了病情严重程度、住院次数，以及家庭收入等因素进行 Logistic 回归分析。结果显示，病情严重程度和住院次数显著影响了患者的睡眠障碍情况。王妍等人的研究表明，导致患者失眠的主要因素包括负面情绪（占比 25%）、厌食（占比 30%）、疼痛（占比 10%）、医疗环境（占比 12.5%），以及经济压力（占比 32.5%）。

2. 中医辨证施治能够有效缓解失眠症状

中医药治疗乳腺癌患者的失眠已经显示出确切的疗效，而治疗的关键在于根据患者的具体状况进行辨证论治。常见的辨证类型包括肾气不足、气血两虚、肝郁痰凝和寒热错杂等。常用的方剂则包括肾气丸、归脾汤、柴胡加龙骨牡蛎汤、乌梅丸和温经汤等。

（1）更年期患者常常会遇到失眠多梦、腰膝酸软、潮热出汗、口干咽干和畏寒肢冷等肾虚症状。针对这些症状，我们采用补肾填精的方法进行治疗。对于偏肾阳虚的患者，可以选用肾气丸、破格救心汤（小剂量）或二仙汤加减进行治疗；而对于偏肾阴虚的患者，则可以选择左归丸或六味地黄丸进行加减治疗。

据某项 Meta 分析的报道，该研究对 1485 个病例进行了综合分析。分析结果显示，在围绝经期症状的改善方面，治疗组的表现明显优于对照组。同时，两组的性激素水平相当。此外，在客观缓解率方面，治疗组也展现出了优于对照组的效果。这些证据充分表明，中医的补肾法不仅可以有效改善围绝经期的症状（包括失眠），而且不会改变患者的激素水平。刘双文等人采用温阳益气方来治疗乳腺癌内分泌治疗期间的患者，该方法以温阳益气为基础，同时兼顾攻补，有效提升了乳腺癌术后患者的生活质量，并改善了由于阳气虚弱引发的神疲乏力、多汗、小便清长、大便溏薄和失眠等症状，临床上取得了显著的疗效。

（2）乳腺癌术后患者有时会出现气血不足的症状，如失眠多梦，同时伴有唇甲淡白、心慌胸闷、动辄气促等表现。针对这些症状，需要采用补益气血、养心安神的治疗方法。

王青兰医生进行了一项研究，她选取了 80 例心脾两虚型乳腺癌失眠患者作为研究对象，并将其按照治疗方式分为观察组和对照组，每组各有 40 例患者。对照组患者接受艾司唑仑片治疗，而观察组则采用归脾汤加减进行治疗。研究结果显示，采用归脾汤加减治疗心脾两虚型乳腺癌失眠，能够显著提高患者的治疗效果，有效改善患者的睡眠质量，并且不良反应更少，因此具有较高的应用价值。

（3）乳腺癌患者，尤其是年轻患者，常伴随着抑郁、焦虑等情绪。这些情绪往往来源于长期的工作、生活或学习压力，过度的思虑导致入睡困难。针对这种情况，我们通常采用柴胡加龙骨牡蛎汤进行治疗，其疗效已经得到了肯定。

北京普祥中医肿瘤医院的曹欣医生在文章中报道了一项研究：该研究纳入了 68 例乳腺癌术后失眠患者，分为观察组和对照组，每组各 34 例。对照组采用常规西医治疗，而观察组则采用柴胡加龙骨牡蛎汤进行治疗。研究比较了两组患者治疗前后的睡眠质量和临床疗效。结果显示，治疗后观察组患者的匹兹堡睡眠质量指数量表评分显著高于对照组患者。同时，观察组患者治疗的总有效率达到了 97.06%（33/34），明显高于对照组的 67.65%（23/34）。这一研究证明了柴胡加龙骨牡蛎汤在改善乳腺癌术后失眠患者睡眠质量方面的显著疗效。

此外，崔小天等人的研究也表明，柴胡加龙骨牡蛎汤加减不仅可以改善术后乳腺癌患者的躯体症状，还能调畅患者的情志，有效改善以睡眠障碍为主的身心症状。徐春风等采用柴胡加龙骨牡蛎汤与艾司唑仑进行对照研究，经过两个疗程的治疗后，治疗组的总有效率达到了 93.75%，且没有出现反弹性失眠的情况，进一步证明了该方剂治疗失眠的有效性且不易反弹。

任永霞的临床研究也显示，治疗组的愈显率达到了 80.0%，明显优于对照组。经过随访发现，治疗组痊愈患者的复发率明显低于对照组，这说明柴胡加龙骨牡蛎汤加味不仅能改善失眠患者的临床症状，还能降低失眠患者的复发率，提高临床治疗效果的稳定性。张蓉等的研究将柴胡加龙骨牡蛎汤与地西泮片进行了对照研究，结果发现治疗 4 周后 73 例围绝经期失眠患者的睡眠障碍量表（SDRS）评分均较治疗前明显降低，其中治疗组的评分明显低于对照组，且不良反应发生率也显著降低。王普京运用柴胡加龙骨牡蛎汤加减治疗更年期失眠的研究也显示，该方剂在改善睡眠症状方面的效果与安定片相当，但远期疗效明显优于对照组。同时，该方剂还能明显改善失眠患者的主要伴随症状，且未出现白天困倦、药物依赖等副作用。

也有动物实验证实了柴胡加龙骨牡蛎汤对于治疗围绝经期睡眠障碍的疗效。黄莉莉等学者通过对自然同绝经期大鼠施加电刺激，使其睡眠时间明显减少，特别是在慢波睡眠的浅睡期和深睡期。然而，在给予柴胡加龙骨牡蛎汤灌胃 7 天后，大鼠的深睡期睡眠时间明显增加。杜纳纳等则采用去卵巢联合电刺激小鼠为模型进行实验，结果显示，与模型组相比，给予柴胡加龙骨牡蛎汤 70% 醇洗脱可以明显增加西药所致去卵巢合并电刺激小鼠的睡眠时间。此外，黄莉莉等还发现，去卵巢大鼠与假手术组相比，在睡眠时相上表现为 SWS_2 明显缩短，这与围绝经期患者以睡眠障碍为主要症状的表现相一致。采用柴胡加龙骨牡蛎汤灌胃 7 天后，能延长去卵巢大鼠 SWS_2，而对 SWS_1 和 REM（快速眼球运动睡眠）没有明显影响。陈敏捷等的实验也证实，柴胡加龙骨牡蛎汤可以调节免疫系统 Th_1/Th_2 平衡，从而改善失眠大鼠的睡眠状况。康大力等人的研究则表明，柴胡加龙骨牡蛎汤可抑制大鼠在慢性应激状态下导致的下丘脑 – 垂体 – 肾上腺轴（HPA轴）功能亢进，改善 HPA 轴的功能失调，进而改善失眠症状。

同样地，从疏肝理气的角度出发，可以解决患者的情绪问题；同时，采用凉血的方法也能有效改善失眠和潮热的症状。北京大学肿瘤医院中西医结合科李萍萍教授提出的经验方——疏肝凉血方（其处方包括醋柴胡10g、郁金 20g、紫草 6g、白芍 10g、牡丹皮 10g、白薇 10g、五味子 10g等，并可根据气虚或潮热症状进行加减），被用于治疗患者口服他莫昔芬期间的睡眠障碍。经过 3 周的口服中药疏肝凉血方治疗后，治疗组中有73.7% 的患者睡眠情况得到了改善，而对照组中只有 36.8% 的患者睡眠情况有所改善。这一结果证明了该方剂在改善乳腺癌患者内分泌治疗中潮热症状的同时，也能有效改善其睡眠情况。

（4）乌梅丸在厥阴病失眠治疗中的应用：乳腺癌患者肾阳亏虚，下焦虚寒，临床中患者可表现为腰膝酸软，烘然汗出后怕冷，或自觉背部发凉；心阴虚阳亢，心烦易怒，阳不入阴则失眠。而相火旺盛，壮火食气，木克脾土，则脾气虚弱，可出现食欲不振。此为寒热错杂、阴阳交错之症，气血不畅且虚，阴阳气不相顺接。

乌梅丸这一经典方剂来源于中医古籍《伤寒论》，原文中主要用于治疗厥阴病中的蛔厥证。厥阴经是阴阳交替的经脉，从阴阳转化的角度看，如果阴阳之气在交替时不能顺利转化，就会导致阴阳之气的不连续，进而产生"厥阴之为病"。乌梅丸尤其对于夜间 1～3 点的失眠有显著的疗效。伤寒学派学者柯韵伯根据临床经验指出："乌梅丸为厥阴之主方，治厥阴肝风内动、寒热错杂之本证，非只为蛔厥之剂也。"

杜立杰采用乌梅丸治疗 34 例更年期失眠患者，结果显示观察组的临床疗效明显高于对照组。治疗后，两组患者的汉密尔顿焦虑指数均较治疗前显著降低，且观察组患者的指数降低幅度更大。此外，治疗后两组患者的烦躁易怒、心悸、头痛、烘热汗出、便秘、失眠、乏力等症状评分均明显降低，且观察组的降低幅度优于对照组。这些结果表明，乌梅丸加减方能有效改善更年期综合征患者的失眠、焦虑、抑郁等症状，显著提高患者的生活质量，且安全性高。

（5）温经汤：这一名方源自张仲景的《金匮要略》，其主要功效为温经散寒、养血祛瘀。它常被用作妇科中冲任虚寒、瘀血阻滞这类证候的治疗方剂。特别适用于更年期综合征患者，这些患者的临床症状多样复杂。方剂学将这些证候的病机归结为寒、瘀、虚、热等复杂因素交织，只要病机相符合，此方剂便能解决诸多疑难杂症。

著名经方家黄煌教授提出，温经汤可被视为一种"美手剂"，能有效改善手掌烦热和手掌皮肤干糙的问题。对于温经汤证的辨证，其关键在于识别"上燥热而下寒冷"的症状。上热表现为面部烘热、口唇干燥甚至脱皮，手掌烦热乃至出现皲裂；而下冷则体现在下腹、腰部及下肢的冰冷感。

黄煌教授还推荐温经汤用于治疗体形瘦小的妇女的失眠症状。多数乳腺癌患者的年龄正处于绝经前后，她们在经历了手术、化疗、内分泌治疗后，可能会出现诸如手麻、怕冷、腰背疼痛等血虚寒凝的症状，以及潮热盗汗等阴虚内热的表现。特别是下半夜的失眠和恐惧症状，这些症状通常具有明显的时间性（多在凌晨3点左右出现）。考虑到下半夜是阴气渐尽、阳气初生的时段，这类症状可在厥阴病与少阳病的范畴内考虑治疗，而温经汤在这一方面可以发挥重要作用。

3. 外治法

（1）中药沐足结合穴位按压法：借鉴林毅国医大师的宝贵经验，广东省中医院特制的沐足方由等量的艾叶、当归、桂枝、干姜等精选中药配制，其功效在于理气养血、养心安神及温经通脉。此外，我们辅以双涌泉、太溪、照海、三阴交等关键穴位的按压治疗，运用按法、揉法、压法及拍法等多种按摩手法。此法对于乳腺癌化疗后出现的睡眠障碍具有显著疗效，总有效率高达83.33%，且效果在治疗结束后依然持续显现。相较之下，仅使用温水沐足的对照组的总有效率则仅为60%。

（2）针刺疗法：在一项严谨的研究中，共有104例患者参与，被随机分为治疗组（53人）和对照组（51人）。治疗组施以调和气血、补心益智的特定针刺穴位组合，而对照组则接受非经络穴位的浅刺治疗。两组患者均按照每周2次、总计8周的治疗方案进行。通过蒙特利尔认知评估量表（MoCA）、简易智力状况量表（MMSE），以及欧洲癌症研究与治疗组织生命质量测定量表（EORTC QLQ-C30）在治疗前、后及治疗结束后16周的评分比对，治疗组在各项指标上均展现出优于对照组的表现，且其长期效果更为显著。由此可见，调和气血、补心益智的针刺疗法对于改善乳腺癌化疗所带来的认知障碍及提升患者生活质量具有显著的治疗效果。

（3）刮痧法：有学者指出，癌症患者常因过度思虑而导致心脾两虚。因此，在一项研究中，治疗组25名患者采用了补法刮痧，针对百会、四神聪、安眠、内关、三阴交、足三里、心俞、脾俞等穴位，并辅以酸枣仁汤与归脾汤加减治疗。而对照组则仅采用归脾汤合酸枣仁汤加减治疗。经过两个疗程（每个疗程4周）后，统计结果显示治疗组总有效率高达92%，明显高于对照组的80%，两组之间的差异具有统计学意义。

（4）穴位贴敷疗法：借助药理知识，有学者采用吴茱萸粉贴敷于涌泉穴与失眠穴，持续4周。结果显示，其痊愈率达47.92%，总有效率更是达到了93.75%，这一结果明显优于连续服用艾司唑仑的对照组（痊愈率25.00%，总有效率75.00%）。

（5）耳穴压豆治疗：针对肝郁脾虚型患者，有学者尝试配合耳穴压豆进行治疗，而对照组则采用艾司唑仑片口服治疗。经过10日的治疗后，治疗组总有效率达91.1%，明显高于对照组的79.0%。

（6）药枕疗法：有学者选用合欢花、夏枯草、夜交藤、菊花、香附、柴胡、乌药、佩兰、川芎、玫瑰花、檀香、石菖蒲、木香等中草药，研磨成粗粉后制作成药枕。经过一个疗程的干预后，观察组的PSQI总分及各单项得分相较于干预前及对照组均有所下降；而对照组在干预后的PSQI

评分与干预前相比并无显著差异。这表明中药药枕能有效改善乳腺癌患者的失眠症状。

【专家建议】

中医从病因角度入手，通过辨证施治，将内治法与外治法相结合，对于改善乳腺癌患者的失眠症状具有显著效果，可减少或停用安眠药。常见的中医辨证分型包括肾气不足、气血两虚、肝郁痰凝，以及少阳病和厥阴病等。治疗时常采用的方剂有肾气丸、归脾汤、柴胡加龙骨牡蛎汤、乌梅丸和温经汤等。此外，还可以根据个体情况，选择配合沐足、刮痧、穴位贴敷、耳穴压豆及药枕等外治法。若您正受失眠困扰，建议您咨询专业医生，以量身打造适合您的个性化治疗方案。

（郭莉主任、钟少文主任）

主要参考文献

❶Liu L，Fiorentino L，Natarajan L，et al.Pre-treatment symptom cluster in breast cancer patients is associated with worse sleep，fatigue and depression during chemotherapy［J］.Psychooncology，2009，18（2）：187-194.

❷Beck SL，Berger AM，Barsevick AM，et al.Sleep quality after initial chemotherapy for breast cancer［J］.Support Care Cancer，2010，18（6）：679-689.

❸赵润平，张丽，陈长香，等.不同化疗周期乳腺癌患者化疗相关症状研究［J］.中国综合临床，2018，34（2）：125-130.

❹汪世婷，韩冰，卢佳萱，等.中医干预乳腺癌内分泌治疗后失眠的临床研究近况［J］.天津中医药，2023，40（7）：934-939.

❺任丽平，杜晓霞.乳腺癌患者睡眠障碍发生状况及影响因素分析［J］.中国药物与临床，2019，19（8）：1257-1258.

❻王妍，曹丽君.乳腺癌患者化疗期间失眠原因分析及护理对策［J］.健康必读，2019，（29）：90.

❼ 林芝娴，陈江锋，周丽琴，等.补肾法对乳腺癌患者内分泌治疗后性激素影响的Meta分析［J］.浙江中西医结合杂志，2019，29（7）：584-589.

❽ 王青兰，黄碧波.归脾汤加减治疗心脾两虚型乳腺癌者失眠疗效观察［J］.世界睡眠医学杂志，2019，6（12）：1688-1689.

❾ 曹欣.柴胡加龙骨牡蛎汤诊治乳腺癌术后失眠的临床体会［J］.中国实用医药，2019，14（1）：133-134.

❿ 崔小天，殷东风.柴胡加龙骨牡蛎汤加减治疗乳腺癌术后77例［J］.辽宁中医杂志，2011，38（11）：2216-2218.

⓫ 徐春凤，杨晓梅.柴胡加龙骨牡蛎汤治疗失眠症32例临床观察［J］.实用中西医结合临床，2014，14（12）：8-9.

⓬ 任永霞.柴胡加龙骨牡蛎汤加味治疗慢性失眠临床观察［J］.光明中医，2015，30（2）：293-295.

⓭ 张蓉，宋李冬.柴胡加龙骨牡蛎汤治疗围绝经期患者失眠的疗效［J］.中国临床医学，2012，19（2）：175-176.

⓮ 王普京.柴胡加龙骨牡蛎汤加减治疗更年期失眠的疗效分析［J］.中国中医基础医学杂志，2006，12（5）：369-382.

⓯ 陈琪，杨德爽，李诗梦，等.柴胡加龙骨牡蛎汤研究进展［J］.医学综述，2016，22（17）：3441-3444.

⓰ 黄莉莉，于爽，李廷利.柴胡加龙骨牡蛎汤对同绝经期大鼠睡眠时相的影响：［J］.上海中医药杂志，2013，47（2）：76-78.

⓱ 杜纳纳，于爽，黄莉莉.柴胡加龙骨牡蛎汤改善围绝经期雌性小鼠睡眠的有效部位研究［J］.中药新药与临床药理，2014，25（5）：556-559.

⓲ 黄莉莉，于爽，李秋红，等.柴胡加龙骨牡蛎汤对去卵巢大鼠睡眠时相的影响［J］.中国中医基础医学杂志，2010，16（1）：38-39.

⓳ 陈敏捷，陈建.柴胡加龙骨牡蛎汤对失眠大鼠Th1/Th$_2$平衡的影响［J］.福建中医药，2014，45（5）：55-56.

⓴ 康大力，瞿融，朱维莉，等.柴胡加龙骨牡蛎汤对抑郁动物下丘脑-垂体-肾上腺轴的影响［J］.中国临床药理学与治疗学，2005，10（11）：1231-1235.

㉑ 吴乾，李萍萍.乳腺癌他莫西芬治疗中失眠的中药干预临床观察［J］.中国药物与临床，2017，17（11）：1699-1700.

㉒刘双文，左娜，孔维靖，等.温阳益气方对乳腺癌术后患者生活质量影响的临床研究［J］.现代中医临床，2019，26（3）：18-22.

㉓柯琴.伤寒来苏集［M］.北京：中国中医药出版社，2017.

㉔杜立杰，刘明玉.乌梅丸加减治疗更年期综合征的临床观察［J］.中国中医药科技，2019，26（6）：920-922.

㉕王海珠，陈梅兰，钟少文，等.林毅教授辨治乳腺癌相关性失眠临床经验［J］.中国医药导报，2020，17（24）：150-153.

㉖黎玉婵，谢赞平，陈燕云.中药沐足加穴位按压改善乳腺癌化疗患者睡眠障碍的护理观察［J］.内蒙古中医药，2015，（9）：52-53.

㉗张玉，张萃，徐晓华，等.调和气血、补心益智针刺法治疗乳腺癌化疗相关认知障碍气血失调证患者53例临床观察［J］.中医杂志，2019，60（6）：509-513.

㉘贾英丽，徐敢风，白玉彤，等.刮痧疗法配合中药治疗癌症失眠患者25例疗效分析［J］.中国中医药科技，2015，22（6）：700.

㉙陈梦鸽，罗华，张咏梅.吴茱萸粉粉调醋穴位贴敷治疗乳腺癌术后失眠疗效观察［J］.新中医，2017，49（3）：36-39.

㉚覃霄燕，段方方.疏肝宁神汤联合耳穴压豆治疗肝郁脾虚型乳腺癌患者失眠疗效观察［J］.中医临床研究，2015（11）：61-63.

㉛明露.中药药枕对乳腺癌失眠患者睡眠质量的影响［J］.中西医结合护理（中英文），2018，4（3）：53-56.

"肚皮针"（戈舍瑞林）能否替换为三个月注射一次的剂型？

> 由于我年纪轻轻就经历了乳腺癌手术，医生建议我每月注射"肚皮针"并配合口服内分泌药物，这样的治疗方案需持续五年。然而，因工作需要，我经常出差，有时难以保证按时注射。因此，我想问，注射时间是否可以提前或延后？能否减少一次注射？或者，是否可以改用每三个月注射一次"肚皮针"？这些调整会影响治疗效果吗？
>
> （患者珍）

【乳腺专科医生答复】

乳腺癌患者常提及的"肚皮针"，实质上是一种药物性的卵巢功能抑制手段。对于尚未绝经的患者，此方法能有效抑制卵巢功能，进而降低雌激素水平，这是内分泌治疗的一种重要方式。目前，常用于乳腺癌卵巢抑制的药物通常有一个月和三个月两种剂型，经临床研究验证，这两种剂型在降低雌激素水平上具有相似的效果。

【专家建议】

患者应尽量遵循既定的治疗时间表。如果因实际情况导致前往医院不便，可以考虑换用三个月注射一次的剂型，以减少前往医院的频次。如果您当前的治疗方案是他莫昔芬（或托瑞米芬）配合"肚皮针"，那么偶尔漏打一次对整体疗效的影响相对较小。但如果您正在使用的是依西美坦（或阿那曲唑或来曲唑）配合"肚皮针"，那么漏打一次可能会对疗效产生明显影响。因此，在这种情况下，建议您严格按照既定时间进行治疗，或者考虑换用三个月注射一次的剂型。

（方琛医生、任黎萍主任）

主要参考文献

Aydiner Adnan，Kilic Leyla，Yildiz Ibrahim et al.Two different formulations with equivalent effect？ Comparison of serum estradiol suppression with monthly goserelin and trimonthly leuprolide in breast cancer patients.［J］.Med Oncol，2013，30：354.

我该如何选择义乳？

　　当我得知手术方案为全乳切除，无法保留乳房时，心情颇为沉重。虽然无法保留原有的乳房，但医生告诉我全切后可以选择植入假体，以保持外观不会有太大变化。然而，我在心底里挣扎了许久。若选择全切，身体将不再完整，美丽也会大打折扣；而植入假体，虽然是解决外观问题的一种方式，但毕竟是将无生命的物质置入体内，我总感到有些隐忧。网络上关于假体植入失败的案例和可能带来的副作用报道，更让我心生不安。我的女儿也为我查阅了大量的国内外资料，最终，我还是决定进行全切手术，没有选择植入假体。

　　然而，术后我发现身体两侧不再对称，平衡感也有所缺失，这无疑给我的日常生活带来了一些困扰。再三思考后，我觉得需要在这个空缺的位置上填补些什么，于是我想到了"义乳"。最初，我只是想通过义乳恢复身体的平衡。当时对义乳一无所知，只是在店里简单咨询后选择了一款试戴，感觉还不错，似乎找回了生病前的平衡感。但不久后，我发现它不再适合我，与另一侧的乳房差异越来越大，只得重新选择。在姐妹们的建议下，我尝试在义乳中加入胸垫，效果竟然出奇地好。

　　但对于如何选择义乳，我仍有许多不解之处。在听取了众多姐妹的意见后，我进行了综合考量，最终作出了选择。在佩戴义乳的过程中，我也有一些小感悟，希望能与大家分享：手术后，为了保持身体的平衡，防止腰椎受损，应尽早佩戴义乳。在选择义乳时，一定要注重质量，不要贪图方便或便宜而在网上购买。我建议大家去实体店试穿，确保合适后再购买。同时，选择配套的内衣也非常重要。虽然国外的产品质量相对较好，但设计偏大，不太适合我们亚洲人的体型。因此，我选择了国内中高端的义乳专卖店进行购买，从义乳到内衣，无论是质量还是外观设计，都让我非常满意。在天气炎热的时候，容易出汗，我建议大家准备两个义乳交替使用。

　　我的这些感悟是否正确，还请医生们给予指导。

（患者晓黛）

【乳腺专科医生答复】

　　选择一个合适的义乳，是每位乳房切除术后患者都需面对的重要问题。乳房的缺失，不仅会造成身体的失衡，还可能引发躯干前倾、肩胛部不对称等问题，且这些变化在术后相当长的一段时间内（6～24 个月）都可能持续发展。一个恰当的义乳，能迅速帮助身体恢复平衡，重塑形体，并提升自信。那么，应如何挑选适合自己的义乳，佩戴时又有哪些细节需要注意呢？

1. 根据术后时间和手术方式来挑选义乳

　　通常建议患者在手术或放疗后 6～8 周后开始定制义乳。在术后 8 周内，可选用棉质义乳作为过渡；8 周后，若伤口愈合良好，则建议佩戴具有一定重量的硅胶义乳；等到术后 6 个月，根据瘢痕恢复状况，可尝试使用更为贴身的义乳。

　　义乳的种类繁多，按材料可将其分为以下几类：

　　（1）轻质义乳：主要由泡沫或纤维棉絮等材质制成，需配合义乳文胸使用，将义乳置于文胸的插袋内。这类义乳主要用于术后初期（推荐在术后或放疗后 2 个月内使用），以舒适度为主要考量。

　　（2）硅胶义乳：这是目前最常用的义乳类型。其柔软度和密度与正常乳房非常接近，佩戴后的触感和移动都十分自然。传统观点认为，这种硅胶"重型"乳房可能更有助于维持身体的平衡。然而，小样本研究显示，义乳的重量并不会影响乳房切除术后患者的坐姿，这一点仍有待进一步研究验证。硅胶义乳又可根据手术部位和身材差异细分为多种类型，包括：①三角形：适合单纯乳房切除者，外观更符合术后胸壁形状，可合适地放入贴身的胸围内，且对称设计，不分左右乳房，更为大众化。②水滴形：适用于除了乳腺组织外，还有胸部肌肉被切除的情况。③螺旋形：专为有腋窝清扫手术患者设计，能顺应腋下切除手术的部分进行弯曲伸展。④特殊形状义乳：针对乳房局部切除或放疗等引起的局部凹陷，可定制小型的特殊形状硅胶义乳以填补并达到对称。

此外，根据是否需配备专用文胸，义乳还可分为文胸式义乳和黏合型义乳。后者无需佩戴文胸，通过专配的黏合剂将硅胶义乳与胸壁贴合，或佩戴隐形肩带，使外观更为自然。国内一项研究比较了传统文胸式义乳和温控贴身型义乳的穿戴体验，结果显示两种义乳对患者生活质量和身体意象的评分相似，但在 12 周时，患者更倾向于选择温控贴身（黏合）型义乳。不过，黏合型义乳存在清洁问题，需在专业人士指导下选用。

最后，义乳的选择还可根据个人需求和经济能力进行定制。在制作义乳前，义乳制作师会为患者的另一侧乳房做石膏或激光塑形以确定尺寸，再根据肤色和患者需求进行定制。

2. 选用专用的义乳文胸

选择文胸式义乳时，需配备专用的义乳文胸。合适的文胸能有效承托乳房、助力塑形，并防止外力伤害。反之，不合适的文胸则可能引发问题，如过松可能导致义乳移位，造成尴尬；而过紧或肩带狭窄的文胸则可能阻碍淋巴液回流，进而导致手臂肿胀（淋巴水肿）。一般来说，义乳文胸应注重舒适度，需具备一定的承重力，面料应透气且吸汗性强。罩杯内应有特殊设计的插袋，用于固定义乳，确保义乳能够完全套入其中。对于高温天气或怕热、多汗的患者，建议选择速干材料的文胸，例如运动型义乳文胸。此外，经常游泳的患者，建议选择专用的游泳文胸，这种文胸能在水中保持形状稳定，并具备抗氯、抗盐的特性。

3. 义乳的保养与维护

义乳的护理同样重要，不同材料的义乳对清洗的要求各不相同。一般来说，硅胶义乳需要手洗，使用温和的肥皂液清洗后，务必用清水冲洗干净。应避免使用漂白剂、氯剂或盐水浸泡，因为这些化学物质可能导致义乳变薄、变色、变质，从而缩短其使用寿命。在进行水疗或桑拿时，请勿佩戴硅胶型义乳，以防假体受热后烫伤皮肤。

4. 挑选"舒适"的义乳和文胸

对于首次购买义乳的消费者，建议前往实体店进行试穿。专业的试穿师会根据个人身材和需求，为消费者推荐合适的文胸和义乳款式。建议每隔 12 个月重新评估义乳和文胸的合适度，因为患者的体重变化或健侧乳房的萎缩等问题可能影响对称性，从而需要更换义乳。在正常情况下，义乳的使用寿命为 2～3 年。此外，义乳的舒适度与佩戴时间密切相关。调查研究显示，经常佩戴义乳的人群（每周 6～7 天）对义乳的满意度高达 83%，而仅在公众场合佩戴的人群满意度仅为 50%；术后超过 5 年和未超过 5 年的人群对义乳的满意度分别为 90% 和 67%。

【专家建议】

义乳的款式繁多，当您在选择时，建议先咨询为您手术的主治医师，根据个人手术方式、术后恢复时间和实际功能需求来进行挑选。在购买过程中，可请专业的试穿师为您量身并推荐合适的款式，以确保佩戴的舒适度。

（林晓洁、戴燕医生）

主要参考文献

❶CIESLA S，POLOM K.The effect of immediate breast reconstruction with Becker 25 prosthesis on the preservation of proper body posture in patients after mastectomy［J］.Eur J Surg Oncol，2010，36（7）：625-631.

❷Breast Prostheses and Reconstruction.A guide for women affected by breast cancer.Cancer Council Australia 2014：11-32.

❸Hojan K，Manikowska F，Chen BP，Lin CC.The influence of an external breast prosthesis on the posture of women after mastectomy. J Back Musculoskelet Rehabil. 2016，29（2）：337-342.

❹Qiu J，Tang L，Huang L，Hou S，Zhou J.Physical and psychological effects of different temperature-controlled breast prostheses on patients with breast cancer during rehabilitation：a randomized controlled study （CONSORT）. Medicine （Baltimore）.2020，99（13）：e19616.

一个难以言说的问题——罹患乳腺癌之后，夫妻生活还可以继续吗？

身为女性，乳房无疑是我们身体的重要部分，然而，我过去并未给予它们足够的关怀。直到被诊断出患有乳腺癌，我才深刻意识到自己对它们的呵护是何等欠缺。我毫不犹豫地接受了手术和后续的放化疗治疗，并且在日常生活中严格遵守医嘱。自从患病后，无论饮食还是日常活动，我都会先咨询医生的意见，唯有得到医生的肯定，我才会放心进行。

然而，有一件事情一直困扰着我，让我难以启齿。很长一段时间里，这个问题一直萦绕在我的心头，为了家庭的和睦，我最终鼓起勇气向医生提出了这个疑问："乳腺癌患者是否还可以有夫妻生活？"话音刚落，我便羞愧难当，几乎想要转身逃离，或是找个角落隐藏起来，心中暗自懊悔为何要提出这个问题。但这个问题对于我的家庭和谐至关重要，因此我急切地渴望得到答案。那么，性生活是否真的会引起激素水平上升，从而导致乳腺癌的复发呢？

【乳腺专科医生答复】

这是一个乳腺癌患者常感关切却往往难以言说的问题。经过乳腺癌的综合治疗后，患者会在生理和心理层面经历一些变化，从而引发她们对性生活的可行性产生疑虑。例如，乳房手术可能导致患者一定程度的感觉障碍（如麻木、疼痛），放射治疗可能带来局部皮肤僵硬、挛缩及色素沉着等问题，内分泌治疗可能引发烦躁、阴道干涩、性欲下降等症状；同时，乳房外形的改变及其他生理上的变化可能使患者心理上产生自卑感。这些因素确实可能为患者在性生活中带来生理和心理上的障碍。更有甚者，有些患者或其配偶会认为性生活对患者的身体有害，可能会导致乳腺癌复发，或者引发癌症的传染。然而，事实真的如此吗？

答案是否定的。

实际上，在评估乳腺癌康复期的生活质量时，性生活的质量被视为衡量术后恢复状况的重要指标之一。高质量的性生活能够愉悦身心、稳定婚姻关系，并能提高机体免疫力，从而有助于疾病的康复。

那么，合理的性生活需要注意哪些方面呢？

1. 性生活的恢复时间

目前尚无统一的确定时间，但普遍认为应根据患者自身的身体状况量力而行（即性生活不应感到勉强，次日也不应感到疲倦）。有数据显示，乳腺癌患者术后 1 个月、3 个月、6 个月及 6 个月后恢复性生活的比例分别为 5.02%、23.43%、30.13%、12.13%。换言之，只要患者在生理和心理上都能接受、耐受并享受性生活，那么就可以恢复。

2. 与伴侣共同营造良好的条件

如果患者对自身的外形比较介意，可以考虑佩戴义乳或进行乳房整形手术。同时，应积极营造性生活环境，例如减少灯光对缺损部位的直接照射、播放轻松的音乐、使用情趣用品等。配偶的耐心和在行动、言语及精神上的鼓励与爱意的表达也至关重要。对于阴道干涩和性交痛的问题，北美绝经学会的癌症生存指南推荐使用非激素疗法，如使用润滑剂来辅助性生活。最重要的是，患者及其伴侣需要明白，无论患者经历了何种乳腺癌治疗，她通过爱抚获得愉悦的能力是不会改变的。因此，可以尝试其他感觉性愉悦的方式，比如通过触摸和爱抚来达到性愉悦。

3. 注意避孕

乳腺癌的化疗和内分泌治疗可能导致一部分患者停经，但这并不一定是真正的绝经状态。特别是年轻的乳腺癌患者，如小于 40 岁的患者，月经复潮的可能性高达 43%。因此，必须做好避孕措施，不能有侥幸心理。

【专家建议】

乳腺癌患者术后完全可以拥有性生活。性生活不会传播癌症，也不会引发癌症的复发或转移。相反，适度的性生活有助于提升自信，增强免疫力，对疾病的恢复有积极影响。然而，在此过程中，与伴侣的充分沟通和准备至关重要，以克服可能存在的自卑心理，同时需量力而行。此外，务必重视并做好避孕工作。

（戴燕医生）

主要参考文献

❶杜华，潘发明，丁萍，等.乳腺癌术后患者性生活状况及性生活健康教育需求的调查研究［J］.中国性科学，2019，28（3）：156-160.

❷Management of symptomatic vulvovaginal atrophy：2013 position statement of The North American Menopause Society.Menopause，2013，20：888.

❸姚聪，姚晚侠，陈久霞，等.乳腺癌改良根治术后患者性生活教育需求调查分析［J］.中国医学伦理学，2012，25（1）：35-37.

何时能重返运动场？可以游泳吗？

2017年，我遭遇了乳腺癌的侵袭，虽然内心充满了困惑，但我依然积极配合医生进行了手术治疗，并接受了后续的化疗。我热爱运动，从小就好动，一直保持锻炼的习惯。然而，手术后我离开了热爱的运动场地和赛道，这让我感到深深的怀念。由于对自身状况的担忧，我失去了以往的自信，迟迟不敢重拾锻炼。

术后过了很久，我才开始尝试户外散步，去公园逛逛，和姐妹们一起外出旅游，偶尔结伴爬爬白云山，享受大自然的清新空气。但我一直未敢尝试我最爱的运动——游泳。我渴望再次投入水流的怀抱，那种激动难以言表。对于重回泳池，我既期待又害怕。毕竟，我的身体已不再完整，站在泳池边，我内心充满了复杂的情绪。我不仅要面对身体缺失带来的平衡感下降，还要承受他人异样的目光。

渐渐地，我找到了解决方法，使用两个文胸垫作为填充物，以达到双乳的平衡。效果出乎意料的好，平衡感重新回归，我也不再惧怕他人的注视。后来医生告诉我，其实我早就可以开始运动了。在医生的鼓励下，我坚持游泳多年，直到现在。每次游泳后，我都感到精神焕发，舒适自在，自信也重新回到了我的身上。我希望热爱运动的姐妹们也能加入进来，和我一起享受运动的快乐。

（患者红生）

【乳腺专科医生答复】

关于乳腺癌患者何时重返运动这一问题，《中国乳腺癌患者生活方式指南（2017）》《中国乳腺癌随诊随访与健康管理指南（2022版）》推荐：乳腺癌患者诊断后应避免静坐的生活方式，尽快恢复诊断以前的日常体力活动。即乳腺癌患者亦需要尽快进行适宜的运动。

　　考虑到乳腺癌手术、化疗、放疗等治疗对身体的不同影响，患者可以根据治疗阶段来制订合适的运动计划。在抗肿瘤治疗阶段性结束后，建议咨询康复科医生，以获取专业的康复运动指导。①手术后至伤口未愈合期间：此阶段主要以温和的有氧运动为主，如慢走等。同时，可以进行下肢运动和肌肉训练，但要注意保护手术区域和患侧上肢。患侧上肢的功能锻炼需注意：术后2～4周内避免上肢负重，重量一般不超过500g。4周后，可以缓慢、逐步增加肌肉和肌耐力的活动，但仍需避免提、拉、推过重的物品，也不宜从事重体力劳动或剧烈的体育活动。②化疗期间及伤口愈合后：根据身体状况，可以选择步行、慢跑、轻松的舞蹈或健身操、羽毛球、乒乓球等运动。同时，富有中医特色的太极拳、林毅女性养生导引功、八段锦等也是很好的选择。由于化疗期间身体容易疲劳，抵抗力下降，因此运动时要注意避免过量和过于激烈。③放疗期间：由于放疗可能导致局部皮肤出现放射性皮炎，因此此期间应避免游泳等运动。可以选择步行、慢跑、健身操、骑自行车、舞蹈、羽毛球、乒乓球、太极拳、林毅女性养生导引功、八段锦等运动。④随诊观察时期：《中国乳腺癌患者生活方式指南（2017）》《中国乳腺癌随诊随访与健康管理指南（2022版）》建议：18～64岁的成年乳腺癌患者，每周坚持至少150分钟的中等强度运动（大致为每周5次，每次30分钟），或75分钟的高强度有氧运动，力量性训练（大肌群抗阻运动）每周至少2次。锻炼时以10分钟为一组，最好保证每天都进行锻炼。年龄＞65周岁的老年乳腺癌患者应尽量按照以上推荐进行锻炼，如果合并使行动受限的慢性疾病，则根据医师指导适当调整运动时间与运动强度，但应避免长时间处于不运动状态。因此，上述游泳、羽毛球、慢跑、太极拳等运动都可选择进行。

　　由上可知，关于病友询问的何时能重返运动场的问题，答案已然明确：乳腺癌诊断后，患者是可以尽快恢复日常体力活动的，但需根据不同治疗阶段来挑选恰当的运动方式。游泳也是可行的选择，然而，对于伤口未愈合及正处于放疗期间的患者，我们则不建议其游泳。在游泳时，患者应注意保持身体平衡，可以借助乳垫、义乳等来帮助调整。

此外，相关共识和指南还特别指出：为防范运动相关的伤害，如果乳腺癌患者存在贫血、免疫功能受损、易疲劳、体内置管或有未得到控制的并发症等情况，在选择和进行运动时，应寻求专业的指导。我们强调，患者应在医生的指导下进行合理的体育锻炼，以防过度疲劳。

【专家建议】

乳腺癌患者应尽快重拾诊断前的日常体力活动，但需结合不同的治疗阶段和个人身体状况来选定合适的运动，务必循序渐进，以防运动过量；可选的运动方式多种多样，但需提醒的是，术口未愈合及放疗期间的患者应避免游泳；在需要时，别忘了寻求专业的运动指导。

（赖米林医生、刘晓雁主任）

主要参考文献

❶ World Cancer Research Fund International，American Institute for Cancer Research.Diet，Nutrition，Physical Activity，and Breast Cancer Survivors [R/OL].2014，2016-11-14.

❷ 中华预防医学会妇女保健分会乳腺学组.中国乳腺癌患者生活方式指南.全科医学临床与教育［G］.2017，15（2）：124-128.

❸ 国家肿瘤质控中心乳腺癌专家委员会，北京乳腺病防治学会健康管理专业委员会.中国乳腺癌随诊随访与健康管理指南（2022版）［J］.中华肿瘤杂志，2022，44（1）：1-28.

我可以参加医生发布的临床试验招募吗？会有何风险？

身为一名三阴性乳腺癌的康复者，我在放化疗后坚持定期前往医院复诊，并寻求中医调理，以提升身体状况。强烈的求生欲驱使我不断寻找更好的治疗方案。在医院，我常常看到各类临床试验招募的信息，每次看到这些，我都仿佛看到了希望的曙光，总会仔细阅读，探寻是否有可能为自己的三阴性乳腺癌找到新的治疗途径。由于三阴性乳腺癌的预后不甚理想，且目前治疗方案有限，因此，当看到有新的治疗试验招募时，我总会心动不已，想要尝试。同时，我也了解到，有些病友因经济压力而无法承担昂贵的靶向治疗费用，我们同样怀揣着对疾病的恐惧和对未来的不确定。我们都希望临床试验能带来新的生机。

然而，每当我想到"试验者招募"，心中也不免有些顾虑：这岂不是成了"实验室的小白鼠"？试验的风险如何？治疗的副作用会有多大？最坏的结果会是怎样？这些担忧让我犹豫不决。但换个角度想，如果我个人条件符合，我愿意成为一名试验者。若试验成功，不仅对自己有益，还能推动医学研究的进展，使新药更快上市，造福更多的病友。即使试验失败，也算是为医学研究贡献力量，至少能证明某种方法不可行，为未来的研究提供方向。

但从专业和人文关怀的角度出发，我该如何判断自己是否适合参加某项临床试验呢？

（患者霞）

【乳腺专科医生答复】

临床试验是医学研究的重要环节，旨在探寻新的医疗保健方法。其主要目的包括评估新疗法与现有疗法的优劣、研究疗法或生活方式对疾病的预防作用，以及探索疾病的新诊断手段等。根据研究目的和进展的不同，测试新疗法（如药物）的临床试验可分为三类：①Ⅰ期试验，重点在于评估新疗法的安全性，同时探索合适的给药方式、频率，确定安全剂量和可能的副作用。②Ⅱ期试验，此阶段新疗法将应用于患者，以观察其疗效及副作用情况。③Ⅲ期试验，则是比较新疗法与常规疗法（或安慰剂）在治疗效果和副作用方面的差异。

1. 参加临床试验就是充当"小白鼠"吗？

这种观点并不准确。临床试验在推动医学进步方面起着举足轻重的作用，乳腺癌患者生存期的延长和死亡率的降低，很大程度上得益于临床试验带来的新疗法或新药物。正如《赫尔辛基宣言》所强调的，"患者的健康必须是我们首先考虑的事"，在临床试验中，受试者的权益和安全始终是首要考虑的因素。

为保障受试者的权益，2020年国家药品监督管理局和国家卫生健康委员会共同修订了《药物临床试验质量管理规范》，从多个方面确保受试者的安全：①药物临床试验的开展必须基于充分的科学依据，只有在预期获益大于风险时，才能进行或继续临床试验。②试验方案需获得伦理委员会的批准后才能实施。伦理委员会由医学、药学等多领域专家组成，负责独立审查试验方案及相关文件，确保受试者的权益和安全得到充分保护。同时，并非所有医院都有资格成为临床试验中心，通常只有大型公立医院才具备这一资格，以确保受试者在高水平的专业医疗团队的监护下得到安全保障。③知情同意是保障受试者权益的关键环节。在受试者作出参加临床试验的决定前，他们会被告知试验的详细情况，包括可能的获益和风险，以及损害补偿等内容。受试者是否参加试验完全基于自愿原则。因此，在如此严密的多重保障下，受试者绝非处于不安全的"小白鼠"状态。

2. 参加临床试验，受试者能有哪些利弊得失呢？

对于患者而言，利处显而易见：①他们有机会尝试到尚未广泛应用的新治疗方法，这对那些对当前治疗效果不佳的患者来说，无疑是一个崭新的希望。②经济上也可能得到一定的减轻，例如获得免费的药物、治疗或检查。③患者会受到特别的关注，一般会有专业的团队对他们的病情进行密切追踪和观察。④他们的参与还有助于未来相同疾病患者的治疗。对于健康的志愿者来说，参与临床试验不仅可以帮助他人，还能更深入地了解自己的健康状况和研究进展。

然而，参加临床试验也存在一些潜在的弊端：①新疗法可能带有未知或难以预测的副作用。②新疗法的疗效可能并不如现有的治疗方法，或者可能根本没有效果。③并不是每个受试者都能接受到新的治疗方法。例如，在比较两种不同治疗方法的试验中，可能只有一半的受试者会接受新的治疗方法，而另一半则会接受常规的治疗或安慰剂。分组是随机的，受试者和医生都无法控制，而且受试者只有在试验结束后才会知道自己接受的是哪种治疗。

3. 如何才能参与临床试验呢？

并不是每个想要参加临床试验的人都能如愿加入。每个试验的入选标准都由研究者设定。研究者会根据这些标准初步判断受试者是否符合参与试验的条件，并可能对初步合格的受试者进行进一步的体格检查或其他相关检查，以确定其最终是否符合入选要求。如果受试者符合所有条件，医生会与他们进行更深入的沟通，确保他们对自身的病情、可选择的治疗方案、治疗的安全性和可能的疗效或风险有充分的了解。在受试者自愿的前提下，签署知情同意书后，才能正式成为临床试验的一部分。加入试验后，受试者有权随时退出。如果在试验过程中发生任何严重的不良事件，受试者将根据知情同意书中的规定获得相应的补偿。

【专家建议】

每一个成熟的疾病治疗方案，都是经过无数次临床试验验证的结晶，这体现了医学的逐步进步。近年来，乳腺癌患者的死亡率逐渐降低，这一成果得益于众多新药的广泛应用。因此，对于患者而言，参与新药的临床试验是一个有利的选择。当然，我们也要认识到新药临床试验可能存在的风险，并共同承担这一风险，以期创造更为理想的治疗成果。新药临床试验并不可怕，反而充满了期待与希望。

（毛思颖、孙杨医生）

主要参考文献

Up To Date：患者教育：什么是临床试验？（基础篇）

曲妥珠单抗（赫赛汀）现已纳入医保，我未曾使用，现处康复期，是否需使用？

> 我是一名乳腺癌Ⅱb期康复者，术后已逾六年。目前我每半年进行一次全身检查，尚未发现复发或转移迹象。化疗期间，医生曾建议我使用曲妥珠单抗，但因其时价格高昂且需全额自费，费用约达35万元，对于我们这样的普通工薪家庭而言，实在难以承担，尤其是家中还有年幼的孩子需要供养和上学。因此，在与丈夫商议后，我们选择了效果良好的化疗方案，而未使用曲妥珠单抗。如今国家政策优化，众多抗肿瘤药物已纳入医保，曲妥珠单抗也在其中，这令我倍感欣慰。我兴奋地持报寻医咨询，可惜医生号源紧张，一号难求。那么，针对我这样的康复期患者，且之前未使用过曲妥珠单抗的情况，是否有必要进行为期一年的靶向治疗？还是应等待出现复发或转移等情况时再考虑使用呢？
>
> （患者美霞）

【乳腺专科医生答复】

自 2017 年 10 月曲妥珠单抗被纳入医保后，众多曾经"错过"使用它的 HER2 阳性患者再次看到了希望。她们纷纷向专科医生询问，"曲妥珠单抗延迟使用是否仍然有效"？

《中国临床肿瘤学会（CSCO）乳腺癌诊疗指南（2019）》对于曲妥珠单抗延迟应用的建议如下：5 年内尚未出现复发转移的患者，仍可以考虑使用曲妥珠单抗。

然而，根据现有的研究数据，我们建议曲妥珠单抗的延迟使用最好不要超过术后 3 年。这一建议的依据如下：

1. 2015 年 JCO 的一篇文章进行了大样本分析。在无靶向治疗的年代

（1986 ～ 1992），HER2 阳性患者的复发高峰期出现在 3 年内，复发风险高达 25%，但 3 年后的复发风险则自然降低。然而，在靶向治疗时代，当大部分患者都能使用曲妥珠单抗时（2004 ～ 2008），复发风险显著降低，最高仅为 10%。无论是激素受体阳性还是阴性的患者，都能从曲妥珠单抗治疗中获益。但 3 年后的风险比与未使用曲妥珠单抗的时代相似，没有明显优势。这表明靶向治疗的主要优势集中在术后 3 年内。

2. HERA 研究中有关于曲妥珠单抗延迟使用的专门报道。该研究对比了观察组（未使用曲妥珠单抗组）和使用曲妥珠单抗 1 年组的生存率。初始样本分别为 1698 例和 1703 例。然而，研究过程中，观察组有 52% 的患者交叉加入曲妥珠单抗 1 年组，中位入组时间为 22.8 个月（4.5 ～ 52.7 个月）。经过近 48 个月的随访，两组的总生存率没有显著差异。回归分析还显示，交叉加入曲妥珠单抗 1 年组的患者与观察组相比，风险更低（HR=0.68），这表明尽管她们延迟入组，但仍然获得了生存益处，并达到了相同的总生存率。因此，延迟治疗"并未为时过晚"。

3. 2017 年欧洲肿瘤内科学会会议上公布的一项波黑研究专门探讨了曲妥珠单抗延迟使用对生存的影响。该研究发现，在术后 6 个月内、大于 6 个月后及术后 13 个月使用曲妥珠单抗时，5 年的无病生存期和总生存率均无显著差异。因此，延迟治疗并未对生存率产生重大影响。

【专家建议】

若术后尚未满 3 年，现仍建议进行曲妥珠单抗靶向治疗，而不应待疾病复发后方才开始。若术后已超过 3 年，则目前暂不推荐补充靶向治疗。

（林晓洁、戴燕医生）

主要参考文献

Rachel J.D.Cossetti，Scott K.Comparison of Breast Cancer Recurrence and Outcome Patterns Between Patients Treated From 1986 to 1992 and From 2004 to 2008.J Clin Oncol 33：65－73.

我钟爱歌唱与舞蹈，音乐体感治疗显效，家中该听何音乐？

　　音乐一直是我生活中的调味品，我热爱聆听，也喜欢随着节奏歌唱舞蹈。每周与姐妹们共舞一小时，是我期待的欢乐时光，这不仅让我身心舒展，更是对灵魂的洗礼。然而，乳腺癌的降临及其后的化疗放疗，打断了我与音乐的亲密接触。唱歌时的气短、跳舞时的疲惫，以及日益严重的失眠和烦躁情绪，让我深感困扰。家人甚至戏言我是否已步入更年期。

　　在困境中，我寻求了广东省中医院乳腺科张孝娟教授的帮助。张教授专注于乳腺科患者的心理疏导和音乐治疗。她的耐心劝解让我如释重负，重拾康复的信心。更令我惊喜的是，她为我推荐了音乐体感治疗，这是基于中医五音理论为我量身打造的音乐处方。

　　每次聆听那些根据我的体质和症状精心挑选的音乐，都仿佛置身于山间田野、溪水潺潺、鸟鸣啁啾，心灵逐渐得到抚慰。在医生的引导下，我全身肌肉逐渐放松，终于能安然入睡，且睡眠质量极佳。这是我第一次在外如此沉睡，醒来后神清气爽，对张教授的感激之情溢于言表。

　　如今，我渴望将这份音乐的魔力带回家中，伴我入眠。尽管医院的治疗室音乐系统无法拷贝，但我仍想在家中睡前享受音乐的抚慰。那么，在家中，我应选择哪些音乐来助我安然入睡呢？

（患者乐怡）

【乳腺专科医生答复】

　　2014 年，美国整合肿瘤学会（SIO）发布了首份乳腺癌综合治疗临床实践指南，其中明确允许某些特定疗法作为循证支持的治疗选择，音乐疗法便位列其中。该指南推荐音乐治疗用于缓解放疗、化疗，以及术后焦虑的症状。

　　音乐治疗学是一门新兴的，集音乐、医学和心理为一体的边缘交叉学科，对于改善患者的生活质量有着积极的作用。中医音乐疗法源于阴阳五行学说，用音乐的阴阳属性来补偏救弊，调整机体阴阳平衡。中医学的经典著作《黄帝内经》两千多年前就提出了"五音疗疾"。《素问·阴阳应象大论》《素问·金匮真言论》依据五行规律，运用角、徵、宫、商、羽五音，按不同音调、音量、节奏、旋律对脏腑的作用不同而产生的情志反应来治疗疾病，即"宫动脾，商动肺，角动肝，徵动心，羽动肾"。喜伤心所致心气虚，可用徵类音乐补之。思伤脾所致脾气虚，可用宫类音乐补之。忧伤肺所致肺气虚，可用商类音乐补之。恐伤肾所致肾气虚，可用羽类音乐补之。五行音乐对脏腑及情志的作用归纳如下：角调乐曲，可以疏肝利胆、保肝养目、平和血压、清血质、增强精神、安神、治失眠。宫调乐曲，有养脾健胃、补肺利肾、泻心火的作用。羽调乐曲，能保肾藏精、强壮肾功能、疏导下腹泄毒、平衡免疫系统。

　　五音疗法在临床应用中的辨证选乐治疗，深刻体现了其整体观念。依托中医五行学说，我们将五志、五脏、五窍、五味等与阴阳及季节变迁相融合，运用五志相胜疗法来调和情志失衡等问题。即当某种情绪过度引发情志疾病时，我们可通过播放一种"相胜"的音乐来"转移""抑制"或"平衡"这种情绪。例如，恐能胜喜，因此用羽调音乐来调和过度的喜悦；喜能胜悲，故用徵调音乐来缓解过度的悲伤；悲能胜怒，所以用商调音乐来抑制过度的愤怒；怒能胜思，便用角调音乐来平衡过度的忧思；思能胜恐，于是用宫调音乐来安抚过度的惊恐。此外，我们也可根据中医学的阴阳学说，将情绪划分为阴阳两类。愤怒、烦躁、喜悦归为阳性情绪，而悲伤、恐惧、忧虑则属于阴性情绪。当患者表现出阳性情绪时，我们选用阴性音乐进行治疗；反之，当患者陷入阴性情绪时，我们则采用阳性音乐进行疗愈。

【专家建议】

首先，请选择您所喜爱的、能带来心灵舒适感的音乐，因为音乐能够通过调节人的身体功能来影响人的心理状态。其次，五行音乐具有平衡阴阳、调和气血、维持体内气机动态平衡的作用。若要通过音乐疗疾，可以聆听中华医学会音像出版社出版的《中国传统五行音乐》。这套音乐由石峰先生依据中医五行理论专门创作，治疗时可根据五行生克制化的规律，结合季节、时间和个人体质，进行有针对性的音乐选择。

如果您常有抑郁、易怒、乳房胀痛、口苦、痛经或易受惊吓等肝系症状，建议常听如《胡笳十八拍》《春之声圆舞曲》《蓝色多瑙河》《江南丝竹乐》《春风得意》《江南好》等角调音乐。

若您经常出现失眠、心慌、心胸憋闷、胸痛、烦躁或舌尖部溃疡等心系症状，可常听《紫竹调》《轻骑兵进行曲》《喜洋洋》等徵调音乐。

当您有腹胀、便稀、肥胖、面黄、月经量少色淡或容易疲劳等脾系症状时，可选择《第六交响曲》《花好月圆》《春江花月夜》《月儿高》《月光奏鸣曲》等宫调音乐，并建议在进餐时及餐后一小时内欣赏。

若出现咽部溃疡疼痛、咳嗽、鼻塞、气喘、易感冒或易出汗等肺系症状，可聆听《阳春白雪》《第三交响曲》《嘎达梅林》《悲怆》等商调音乐。

对于面色暗、尿频、腰酸、性欲低下、黎明腹泻等症状的肾系问题，推荐听《梅花三弄》《船歌》《梁祝》《二泉映月》《汉宫秋月》《平沙落雁》《月光奏鸣曲》等羽调音乐。

若您不确定该听何种音乐，可咨询医生，根据五行生克制化的规律，为您量身定制个性化的音乐治疗方案。

（刘丹医生、郭莉主任）

主要参考文献

❶Greenlee H，DuPont-Reyes MJ，Balneaves LG，et al.Clinical practice guidelines on the evidence-based use of integrative therapies during and after breast cancer treatment［J］.CA Cancer J Clin.2017 Apr 24.

❷许玲，李宇欣.五行音乐对肿瘤化疗患者生活质量影响的随机双盲对照临床研究[C].中国音乐治疗学会二十周年会庆暨第九届学术年会论文集，2009：161-164.

❸郝万山.五音治疗原理[C].中国音乐治疗学会十周年会庆暨第五届学术年论文集，1999：46-48.

乳腺癌术后，我出现了骨转移。虽然现在还在接受治疗，但我总是担忧，如果再出现问题，还有救吗？

我今年53岁，是一名乳腺癌患者。9年前，当我被诊断出患有双侧乳腺癌时，我选择了双乳切除手术。术后8年，我身体状况良好，无任何复发迹象，医生甚至告诉我，我已经临床治愈了。然而，近一年来的经历却犹如一场噩梦。

1年前，我开始感到腰背和全身关节疼痛。孩子们以为这是年龄增长和气候变化导致的，于是给我买了膏药。但一周后，症状不仅未缓解，反而加剧了。经过医院的骨扫描，医生怀疑是乳腺癌骨转移。我惊愕不已，为何术后9年还会出现骨转移？当我看到"骨转移"这几个字时，喉咙发紧，仿佛被抽空了力气，好像看到了一份"死亡判决书"。我曾想过放弃治疗，把钱留给家人。

然而，儿女们看到我因疼痛而夜不能寐，决定让我接受化疗以缓解疼痛。化疗初期，我经历了头晕、恶心和全身乏力等严重副作用，多次想要放弃。但每当看到孩子们充满期待的眼神，我便将到了嘴边的话又咽了回去。幸运的是，由于我的骨转移是单发的，且医生精准地选择了化疗药物，几个疗程后，我的疼痛得到了显著缓解，骨转移也得到了有效控制。现在，我食欲良好，睡眠安稳，骨痛已消失。在家人和朋友的关心下，我每天上午都会去公园锻炼，回来后还能做家务。我坚信，只要心中有阳光，就有力量前行。

但我一直不解的是，为什么乳腺癌手术后这么多年还会发生骨转移？骨转移究竟意味着什么？骨转移早期有哪些症状？如何预防？这次治愈后，我还会复发吗？

（患者西华）

【乳腺专科医生答复】

乳腺癌术后常见的转移部位包括骨骼、肝脏和肺部等。其中，骨转移所引发的疼痛较为显著，因此治疗往往更为及时。而且由于骨转移不涉及内脏，其预后效果相对更佳。

1. 骨骼：乳腺癌最易侵袭的远端部位

乳腺癌手术后多年，骨转移的风险依然存在。骨骼，特别是中轴骨，是乳腺癌最常见的转移部位，占所有转移性乳腺癌患者的 60% ～ 75%。研究还发现，激素受体阳性型乳腺癌患者更容易出现骨转移。若临床确诊为新的骨转移，则意味着病情已有所进展，此时需进一步评估患者的整体状况，以进行规范的系统治疗。

2. 骨转移的临床症状

骨转移在临床上最常见的症状为骨痛。这主要是因为骨转移多为单发或多发的溶骨性病变，少数为溶骨与成骨混合性病变。骨质的受损常导致患者出现中至重度的骨痛，严重情况下甚至可能发展为病理性骨折。骨转移形成的软组织包块有时会对周围重要的神经和血管造成压迫，从而影响肢体的局部功能。值得注意的是，骨转移本身通常不会直接威胁生命，但骨痛、病理性骨折、脊髓受压以及高钙血症等骨相关事件会显著影响患者的日常活动能力和生活质量。

3. 如何诊断骨转移

当出现骨痛、高钙血症、碱性磷酸酶或乳酸脱氢酶升高，或肿瘤标志物（如 CEA、CA153）异常时，或在其他影像学检查中发现可疑的骨转移，应及时进行 ECT 初步筛查。

对于 ECT 检测中显示为阳性的部位，应进一步通过 CT、MRI 或 X 线进行详细检查，以确认骨转移情况，并评估骨破坏的严重程度。

在临床条件允许的情况下，还应对可疑的骨病灶进行组织学检查。这是因为骨病灶的组织病理学检查是诊断乳腺癌骨转移的最可靠方法，并且可以同时确定转移灶的分子分型，特别是对于首次出现的可疑转移灶或单发骨病灶尤为重要。

4. 骨转移的治疗策略

一旦新发的骨转移被确诊，即意味着乳腺癌病情已有所进展。因此，骨转移的治疗需以"全身"治疗为核心。唯有有效控制乳腺癌肿瘤细胞的增殖，才能从根本上遏制骨转移的进展。骨转移的治疗目标不仅应着眼于局部疼痛的缓解与功能的恢复，更应注重控制肿瘤的发展、预防，并治疗骨相关事件，从而提升患者的生活质量。

在全身治疗层面，乳腺癌的系统治疗涵盖内分泌治疗、化疗、抗HER2 药物治疗等，同时，新型靶向治疗和免疫治疗也日渐成为重要的治疗手段。具体的治疗方案及药物选择需根据原发及转移灶的病理分子类型、既往治疗历程、无病间隔期，以及肿瘤负荷等因素进行综合考量。此外，为预防和延缓骨相关事件的发生与发展，合理运用骨改良药物如双膦酸盐、地舒单抗等显得尤为重要。

在局部治疗方面，该治疗方式主要适用于症状显著、出现功能障碍或负重部位骨转移的患者。例如，局部的外科手术与放疗能有效控制骨转移相关症状。患者是否需要辅以局部治疗，以及具体选择何种治疗方式，应由主管医生与多学科会诊共同决定。

另外，对乳腺癌骨转移患者的疼痛管理同样至关重要。部分患者深受剧烈疼痛的困扰，严重影响了她们的生活质量。疼痛的药物治疗应遵循世界卫生组织和我国《癌症疼痛诊疗规范（2018 年版）》的指导原则，包括首选口服及无创给药方式、按时服药、按阶梯给药、个体化用药，以及关注用药细节。

5. 骨转移的预防措施

多项研究指出，唑来膦酸能降低骨转移的发生率，并在一定程度上改善绝经后患者的总生存期。对于绝经后女性而言，内分泌治疗中使用芳香化酶抑制剂会增加骨量流失的风险。因此，在治疗过程中应持续监测骨密度（BMD）和评估骨折风险。若骨密度检查显示骨密度 T 值低于 –2.5，或患者存在其他高危因素时，应及时补充钙剂和维生素 D，并考虑使用双膦酸盐或地舒单抗进行治疗。需特别注意的是，在使用双膦酸盐期间，应密切关注肾功能的变化，并做好口腔护理工作。

【专家建议】

1. 乳腺癌手术后若发现骨转移，通常意味着病情已有所进展。尽管骨转移一般不会直接危及生命，但它所引发的骨痛、骨折、脊髓受压等骨相关事件，却会对患者的生活自理能力和整体生活质量造成显著影响。

2. 当患者出现骨痛乃至骨折的症状，或者碱性磷酸酶等相关生化指标出现异常时，应立即前往医院就诊，进行全面的骨扫描检查。同时，应结合 CT、MRI 或 X 线等影像技术，对疑似骨转移的部位做进一步的检查和确诊，以明确病变的严重程度。在临床条件允许的情况下，还应积极进行局部病灶的活组织病理检查，以确保诊断的准确性。

3. 一旦乳腺癌骨转移得到确诊，医生应综合考虑患者的分子分型、肿瘤负荷，以及既往治疗情况等因素，评估并制定全身系统治疗方案。在治疗过程中，应合理使用骨改良药物，并根据需要结合局部治疗手段，以有效缓解癌性疼痛。

4. 根据相关研究，唑来膦酸被证实能够降低骨转移的发生率。同时，对于正在接受 AI 类药物进行内分泌治疗的乳腺癌患者，应定期评估其骨折风险。对于高危患者，建议及时采用双膦酸盐或地舒单抗进行治疗，以降低骨折风险。

（黄乐珍、陈莹医生）

主要参考文献

❶ Harbeck N, Penault-Llorca F, Cortes J, et al. Breast cancer［J］. Breast cancer, Nat Rev Dis Primers, 2019, 5（1）: 66.

❷中国抗癌协会乳腺癌专业委员会.中国抗癌协会乳腺癌诊治指南与规范
（2021年版）［J］.中国癌症杂志，2021，31（10）：954-1040.

❸中国临床肿瘤学会指南工作委员会.中国临床肿瘤学会（CSCO）乳腺癌诊疗
指南（2023）.

❹中华人民共和国国家卫生健康委员会.癌症疼痛诊疗规范（2018年版）［J］.
临床肿瘤学杂志，2018，23（10）：937-944.

❺Coleman RE，et al.Adjuvant zoledronic acid reduces fractures in breast cancer
patients；an AZURE（BIG 01/04）study.J Bone Oncol.2018 Sep 27，13：
123-135.

乳腺癌术后，生命的旅程还有多远？

五年前，手术刚结束，我身上的伤口麻木而疼痛，然而这份痛楚与我内心的伤痛相比，显得如此微不足道。那段时间，我整日胡思乱想，忧心忡忡，食不甘味，夜不能寐，甚至噩梦连连。我不断地问自己：我的病情到底严不严重？我究竟还能活多久？我是否还能陪伴孩子成长？又能否与爱人携手走过更多的岁月？如果我不在了，他会如何？他是否会找到另一个人来代替我？那个她，又是否会真心对待他们，细心照料他们呢？……尽管医生和护士反复强调："你的病情发现得很早，没有淋巴转移，并不严重，你会很快康复的。"但我总觉得，那不过是他们为了鼓励我积极面对生活而说的善意谎言，我根本无法相信。

单位的同事提出要来医院探望我，我总是推辞，但内心其实无比渴望他们的到来，我也盼望着能见到他们，这种矛盾的心理真是令人苦恼。我既期待与他们相见，又害怕自己的形象在他们心中改变。他们若看到我化疗后憔悴不堪、萎靡不振的样子，会怎么想呢？我内心充满了绝望和悲伤，整个人被负面情绪所笼罩。这一切，医生和护士都看在眼里，急在心上。他们知道，如果我继续这样消沉下去，很可能会陷入忧郁的深渊而难以自拔。

有一天，主管护士小陈来到我的病床前，与我聊天，开导我。她告诉我，医院里有很多乳腺癌患者都恢复得很好，她们经常聚在一起喝茶、娱乐、郊游，生活得非常开心。她建议我也可以与她们交朋友，互相鼓励支持。她还把梁队长的电话号码给了我，并告诉了我她们经常活动的地点……就这样，我加入了和友苑这个公益组织。与姐妹们的交流中，我了解到即使病情比我严重的姐妹也都恢复得很好，这给了我极大的康复信心。我跟着她们一起唱歌、跳舞，还加入了病房探访组，将我的康复经验分享给新发病的姐妹们。

如今，我已经成功度过了术后五年的大关。虽然未来的生命旅程还有多远我并不知道，但我希望活着的每一天都能充满快乐和幸福。

（患者阿华）

【乳腺专科医生答复】

罹患癌症，是否就意味着面容憔悴、形容枯槁，只能苟且偷生呢？其实不然。尽管乳腺癌目前确实是全球女性发病率最高的恶性肿瘤，但其死亡率并非最高。而且，随着治疗方法的持续进步，乳腺癌患者的生存时间和生活质量都已有了显著提升。

1. 生存时间的不断延长

2018 年，《柳叶刀》（Lancet）这一国际顶尖学术期刊发表了 2000 ～ 2014 年全球癌症生存率变化的研究报告（CONCORD-3），此研究在全球癌症生存率方面的数据极具权威性。报告显示，全球确诊的乳腺癌患者中，美国、澳大利亚和中国的 5 年生存率分别达到 90.2%、89.5% 和 83.2%，均超过 80%。当然，乳腺癌的诊断时期对其生存预后有重要影响。根据 AJCC 癌症分期手册第 8 版的数据，Ⅰ 期乳腺癌的 5 年特异性生存率高达 99.1%；Ⅱ 期和 Ⅲ 期则分别为 95.6% ～ 98% 和 79.5% ～ 95.4%。然而，对于 Ⅳ 期乳腺癌（即晚期乳腺癌，伴有远处转移），5 年的生存率仅为 24% ～ 39%。这再次强调了早期诊断、早期治疗的重要性。

此外，影响乳腺癌患者预后和生存期的因素众多，除了疾病分期，还需综合考虑患者的年龄、肿瘤大小、组织学分级、激素受体（ER 或 PR）及 HER2 状态。以 HER2 阳性乳腺癌为例，在靶向药物应用之前，其预后在四种类型中垫底；然而，使用靶向药物后，其生存率显著提升，已成为预后最佳的类型之一。这也提醒我们，规范治疗至关重要。

那么，在中国的具体情况又如何呢？随着我国社会经济的快速发展，越来越多的无症状乳腺癌患者通过早期筛查获得诊断，同时，乳腺癌综合治疗的专业性也在不断提升。这些因素共同推动了患者 5 年生存率的显著提高。上海某医院的数据显示，在 2003 ～ 2017 年收治的三万多名乳腺癌患者中，5 年生存率高达 92.5%。其中，Ⅰ期、Ⅱ期和Ⅲ期患者的 5 年生存率分别为 95.5%、81.7% ～ 92.2% 和 67.2%。

2. 生命质量持续提升

随着生命时间的延长，越来越多的病友开始追求更高的生活品质，她们渴望知道：我能否过上更优质的生活？我的身体能否重获术前的健康状态？我是否还有机会重新回到工作岗位？我能否……

这些问题，同样是乳腺科医生们关注的焦点。在乳腺癌的治疗过程中，众多研究致力于减轻治疗副作用、增强治疗效果，并改善患者体验。其中，以中医中药为代表的替代医学便是一种卓有成效的方法。在乳腺癌的长期治疗中，中医药能够有效缓解各种不适症状，助力身体功能恢复，进而提升生活质量，强化免疫系统，并有助于控制病情、预防复发与转移。中西医结合，优势互补，能够为患者带来更长的生存期和更高的生活质量。

同时，治疗期间的饮食调养同样重要。积极的心态疏导、坚定的治疗信心，以及保持乐观情绪，都是治疗过程中不可或缺的要素。在身体状况允许的条件下，适当的运动不仅能够让患者心情愉悦，还能有效提高身体免疫力，从而达到延长生命的目的。

此外，我院和友苑联谊会共同构建了一个温馨的病友群体。患者们因乳腺癌而相聚，共同面对疾病，使抗癌之路不再孤单。病友们通过交流分享，增进了对疾病的了解，并用自己的经历鼓励和帮助新病友。大家携手并进，共同增强了战胜病魔的信心。

【专家建议】

乳腺癌是我国女性最为常见的恶性肿瘤之一，然而其生存率却普遍高于其他类型的恶性肿瘤。根据国内外统计数据，早期乳腺癌的 5 年生存率高达 90% 以上。影响乳腺癌患者预后的重要因素包括肿瘤分期、受体状态及治疗方式等。随着我国民众自我检查意识的提升和乳腺癌诊疗水平的不断提高，乳腺癌的治疗效果也在持续改善。只要患者能够积极配合医生的治疗，保持乐观的心态，增强信心，通常能够取得良好的生存效果，重新点燃对生活的希望。加油！在抗癌的道路上，我们将与你并肩作战，共同努力！

（宋雪医生、许锐主任）

主要参考文献

❶Global surveillance of trends in cancer survival 2000–14 （CONCORD–3）: analysis of individual records for 37513025 patients diagnosed with one of 18 cancers from 322 population–based registries in 71 countries ［J］.Lancet, 2018: S0140673617333263.

❷Elizabeth A.Mittendorf, Mariana Chavez–MacGregor, Jose Vila, et al.Bioscore: A Staging System for Breast Cancer Patients that Reflects the Prognostic Significance of Underlying Tumor Biology ［J］.Annals of Surgical Oncology, 2017, 24（8）: 1–8.

❸Chavez‐MacGregor, Mariana, Mittendorf, Elizabeth A, Clarke, Christina A, et al.Incorporating Tumor Characteristics to the American Joint Committee on Cancer Breast Cancer Staging System ［J］.Oncologist: the oncologist.2017–0116.

❹SU Zheng Zheng et al.Distinct distribution and prognostic significance of molecular subtypes o f breast cancer in Chinese women: a population–based cohort study ［J］.BMC Cancer 2011, 11（2）: 292.

第三章
康复篇

家

回想起手术时的迷茫与无助，我至今仍心有余悸。幸运的是，那时护士长向我介绍了广东省中医院和友苑联谊会，让我结识了许多与我有着相似经历的姐妹们。她们陪伴我度过了化疗的半年时光，陪我走过了三年的康复治疗之路，也将继续伴我左右。每当我感到惊慌时，我会想起我的另一个家——和友苑。

这个家中有医务工作者的保驾护航，让我从此不再畏惧，不再迷茫。每当我感到疲惫、不愿言语之时，我会想起这个家。家里有数百位与我共同经历过病痛的姐妹，我们彼此扶持，互相鼓励。在这个大家庭里，有像张厅长、郭主任、张老师等这样的家长，还有无私奉献的志愿者李会长、肖老师和其他和友苑的康复姐妹们。我们的家中总是充满了欢声笑语，彼此之间建立了深厚的姐妹情谊，传递着人间的温暖与大爱。

2016年3月1日，埋藏在我心底三年多的愿望终于实现了。我们拥有了一个温馨的家园——"和友苑"，这是一个正式注册的非营利性社会组织。这个家，不需要有多大的空间，只要我们的成员都在就好；这个家，不需要多么奢华，只要有爱就足够，因为爱就是最大的幸福。家，是我们生活的乐园；家，是我们避风的港湾；家，更是爱的城堡。

亲爱的姐妹们，我衷心地邀请你们加入和友苑，成为我们这个大家庭的一员。让我们一起唱歌跳舞，一起游历祖国的壮美河山，亲近大自然。

让我们忘却痛苦、忘却年龄、忘却烦恼，更快更好地走出疾病的阴霾，早日回归社会和家庭，帮助其他姐妹共同走向康复。在"家长"的带领下，让我们团结一心，各尽所能，共同打造一个更加温馨、可爱、快乐的家！

我无法改变天气，但我可以调整自己的心情；未来的事情我无法预知，但我会珍惜现在的每一刻；我无法选择自己的容貌，但我可以向您展示我最真挚的笑容；我无法延长生命的长度，但我可以拓宽生命的宽度。让我们携手并肩，传递爱心，跳起健康快乐的舞蹈，让有限的生命绽放出无限的光彩。和友苑，这就是我的家。幸福和快乐需要靠我们大家共同来创造。亲爱的姐妹们，请抽出时间常回家看看。带着笑容和祝福常回家看看。和友苑并不期望姐妹们为她作出多么巨大的贡献，只希望大家都能平安、快乐。我深爱着我的家！

（阿冰）

生活便是：不断跨越险阻，勇攀高峰

2015年1月，我收到了人生中最"重量级"的礼物：乳腺癌诊断书。那时的我，距离55周岁仅差三个月。一位温婉和善的女医生向我简述了病情，我平静地致电先生，告知他接下来的安排，然后挂断了电话。没有泪水，没有迷茫，更没有质疑，我深知，这一天终会到来，也是我自食其果。当时，我心里想，如果早先听了那位老同行的劝告，或许能避免这场病吧。

回忆起1991年，我与一位精通经络学的老同学聚会时，他私下提醒我注意胸部下方的异常。我误以为他在打趣，并未在意。晚上睡前自我检查，确实摸到了一个小肿块，但因无痛无痒，便没放在心上。转眼间

20 年过去，我年迈的父母先后生病住院，时值 96 岁高龄。我自觉身体健康，主动承担起所有的陪床任务。四年里，我陪伴在父母床前，直到他们离世。母亲离世后，我隐隐感到身体不适：工作时精神不振，整日昏昏欲睡，不仅疲惫不堪，还提不起精神，左乳也时不时隐隐作痛。单位体检时，我特意请医生仔细检查，最初医生说一切正常。但在我的坚持下，医生再次检查了我的乳房，片刻后说道："似乎有点问题，尽快做个 X 线检查吧。"面对这一切，我内心并无悲伤、痛苦或恐惧。我知道，这是我自己的选择。随后，我住院手术，接受化疗，然后静心休养。

我一路走来，心境平和，似乎并无悲伤的缘由。至今，我未曾流过一滴泪。先生陪伴我时默默流泪，亲戚来访时也会哭泣，而我作为患者，却反过来安慰他们，告诉他们无需哭泣，该来的终究会来，泪水无法解决问题，不如保持体力，愉悦地接受治疗。接下来的化疗，我做好了面对难受、恶心、盗汗、失眠、烦躁等症状的准备。然而，出乎意料的是，在经历了六次化疗后，这些症状并未出现。从内心深处，我并无畏惧，我始终相信，该来的自会来，该好的时候自然会好。我继承了母亲坚忍的心志和勇气。我不相信泪水，手术前一天，我在微信中写下了这样的话："生活便是：没有过不去的坎，没有度不过的磨难！为自己和家人加油！"在随后的日子里，我采取了藐视敌人的战略，但在战术上却十分重视。因此，化疗初期，我听从朋友的建议，购买了多条超长的牛尾巴，虽然家人烹饪手艺并不熟练，但我每天都坚持喝一碗牛尾巴汤，同时还有一碗鹿角胶、枸杞子、花旗参、阿胶的炖品。每天强忍着牛腥味，吃下两碗炖品，这样的日子持续了五个多月。我不清楚是牛尾巴的功效还是阿胶炖品的作用，至少化疗的副作用并未给我带来太大的困扰。当我得知许多姐妹都饱受化疗副作用的折磨时，我由衷地感谢那几条牛尾巴！幸运似乎一直在眷顾着我。

我感激生命中这次意外的"大礼包"。我深信"一切都是最好的安排"，这场病是上天给我的"提醒"，让我深思。如果我仍然自认为是无所不能、内外皆强的女超人，心存侥幸地认为自己身体健康无比，也许我就不会有机会站在这里分享我的经历。我深知这份"礼物"是上天赐予我的，它让我重新领悟人生的意义和生活的美好。病后的我更加明白，什么都可以舍弃，唯独健康不能。只有在身体健康时，生命才有意义，生活才会绚烂多彩。这场病也让我深刻体会到了家人的温暖和朋友间深厚的情谊。

我以淡定乐观的心态面对生活、工作及亲朋好友。心若向阳，无畏悲伤。我深信，积极乐观的心态对我身体的康复起到了举足轻重的作用。曾有一次复诊时，我的主治医生对我赞誉有加。他对他的学生说："你们看，倘若每位患者都能康复到如此程度，那该多好。"我也认同康复的成就是医患双方共同努力的结果，但更为关键的是我们的生活态度与方式。那些热爱生活的人，不论命运赋予他们怎样的牌，他们总会竭尽所能打好这手牌。

今日，我们姐妹们汇聚在和友苑这个温馨的大家庭中，共同面对生与死、悲与喜、脆弱与坚强、过去与未来。我们让柔软的心保持柔软，让坚韧的脊梁保持挺拔。我们深知，世界之所以美好，是因为它充满了爱与关怀、温暖与力量。让我们珍视今天，珍视此刻，毕竟谁也无法预料明天和意外哪个会先来。让我们怀着一颗充满温暖与力量的心，去感恩医院、感恩医生，以及感恩社会对我们的关爱！

从我做起，以平和的心态面对一切，勇于担当，不论顺逆，常怀感恩之心，珍爱生命，永不言弃！

（青青）

越秀山下"快活林"

题记：越秀山的竹林是和友苑会员自发组织各类活动的理想之地。早在广东省中医院和友苑联谊会于 2011 年成立之前，梁队长便引领众人于此强身健体，互享抗病之道。久而久之，此地演变为和友苑的摇篮，被姐妹们亲切地称作"快活林"！

在越秀公园那片青翠的竹林空地上，一群姐妹正轻盈地跳着舞，伴随着银铃般的笑声，裙摆翩翩。她们的舞姿流畅而自然，散发着活力与高雅。这份美丽与愉悦吸引了不少路人驻足，赞叹与掌声此起彼伏。

她们并非专业的舞蹈团队，而是来自广州市越秀区和友苑粉红丝带协会的会员。"粉红丝带"代表着乳腺癌防治的坚定信念，"和"是指中国传统的"和"文化，"友"是指病友，"苑"是大家聚会的地方，"和友苑"则寓意着医患间的深厚情谊与相互扶持。这里的每位姐妹都如同竹林中的一株株竹子，坚韧而挺拔。当微风轻拂过竹林，清新的空气中，姐妹们随着美妙的音乐起舞，每一个动作都那么娴熟而富有节奏感。本是幽静的竹林，在姐妹们的舞步中，化作了音乐的殿堂、舞蹈的天地、欢乐的海洋。

尽管多数姐妹都曾是乳腺癌的受害者，但在彼此的鼓舞与扶持下，她们勇敢地走出家门，相聚于此，共享欢声笑语与康复的智慧。竹林不仅为她们提供了一个交流的平台，更成为她们康复的力量源泉。

她们是生命的斗士，以坚定的意志战胜了病魔。在这个温馨的大家庭里，姐妹们坦诚地分享着各自的抗癌经历。得益于科学的诊疗与医生的悉心治疗，她们重拾了对生活的热爱，让死神望而却步。每一位战胜乳腺癌的姐妹，都会来到这片竹林，感受生命的律动，感恩每一刻的美好，再次燃起对生活的希望。而梁队长，这位抗癌多年的勇士，更是以自己的康复经历激励着大家。她不仅通过阅读丰富自己的知识，还精心调理身体，注重营养搭配，使得康复之路更加顺畅。她乐于将自己的经验分享给每一位姐妹，为大家带来信心和力量。

在队伍的中心位置，有一位姐姐总是面带甜美的微笑，她舞步矫健、仪态优雅，令人赞叹不已。她便是我们的舞蹈老师——娣姐。每逢周五，她都会如期而至，在竹林间与姐妹们共舞欢歌。对于每一位新加入的姐妹，她都倾囊相授，以温和的目光和话语为她们打气。她轻柔地托起初学者的手，扶持她们不够柔软的腰身，悉心指导每一个动作细节。即便面对毫无舞蹈基础的姐妹，娣姐也从不气馁，总是耐心辅导，让她们在舞动中感受到温馨与甜蜜。

除了精湛的舞技传授，娣姐还注重姐妹们心灵的抚慰，鼓励她们从消沉中振作，以更乐观的心态面对生活。娣姐身旁的萍姐，同样是这片快活竹林中的舞蹈导师。她教授舞蹈的方法卓有成效，无论学员年纪大小、舞蹈功底如何，都能在她的指导下迅速掌握舞蹈要领。曾有一位年长的姐姐因自我怀疑而失去信心，萍姐及时发现并耐心辅导，不断为她加油打气。在萍姐的悉心指导下，这位姐姐仅在短短的半天内便找回了节奏，与舞蹈队伍完美融合。

此外，还有文文和华女等几位老师，她们虽非专业舞蹈教练，但舞姿优美，且各自拥有一套独特的教学方法。她们性格温婉，总是给予学员们无微不至的关怀与鼓励，为大家带来温暖的力量。她们曾战胜乳腺癌的困扰，勇敢地迈出属于自己的精彩舞步，舞出了健康、快乐与阳光的生活态度，宛如在广阔的蓝天中自由翱翔！

在这片充满生机的竹林里，姐妹们在欢快的音乐声中尽情舞动。几曲舞毕，大家围坐在一起品茶闲聊，分享着早晨亲手制作的美食。欢声笑语此起彼伏，每个人的脸上都洋溢着幸福的笑容。轻风吹过竹林，仿佛轻轻拨动着每一片竹叶的心弦，整个竹林都沉浸在欢乐与和谐的氛围中。

这是一个主要由乳腺癌病友组成的团体，她们每周五都会在这片竹林里相聚。她们如竹子般轻盈地舞动，愉快地交谈，分享美食，还积极组织公益活动。尽管她们已经完成了治疗，但仍会抽出时间前往医院，探望那些正在接受治疗且身处痛苦与彷徨中的姐妹们。她们以自己的亲身经历为依托，满怀热情地分享康复经验，激励住院的姐妹们保持信心，坚定治疗的决心。她们深知，癌症并不可怕，只要拥有正确的心态并积极配合医生治疗，完全有望实现康复。

许多姐妹在想要放弃治疗的时候，是她们的鼓励让这些人重新振作，继续接受治疗，并最终走向康复，成为快活竹林这个大家庭中的一员。在这片竹林里，乐观向上的珠姐常说："助人为乐，不仅在于帮助他人，更能为自己带来快乐。当自己心情愉悦，心灵也会变得更健康，身体自然也会更好。疾病见到我，都得绕道走。"这是多么富有哲理的话语啊！

在快活的竹林里，姐妹们如竹子般优美挺拔，笑容满面，精神抖擞。她们跳舞时的快乐与心旷神怡感染着每一个观赏的人，营造出一种欢快的氛围。在这里，姐妹们可以结交新朋友，保持身心健康，容光焕发。这片竹林见证了她们的康复之路和共同的梦想。快活的竹林中，竹子坚韧不拔，生机勃勃，翠绿欲滴；而姐妹们则胸怀宽广，神采飞扬，个个风姿绰约。快活竹林里充满了快乐的气息，我们享受着温暖的阳光！愿姐妹们永远健康前行，与竹林同在，共享这份快乐，展现自己独特的风采！

（悠然小荷）

题记： 为了增进和友苑姐妹间的深厚情谊，和友苑会定期组织集体旅游活动。同时，病房探访组、舞蹈组、合唱团等小组也会策划各类外出活动，让会员们有机会欢聚一堂。在这些活动中，大家共同参与病房探访的模拟演练、舞蹈与合唱的排练，还一起研习女性养生导引功等，这不仅强化了和友苑的集体凝聚力，更为传递康复的正能量贡献了力量。接下来，将展示三篇和友苑会员们外出旅游的精彩游记。

走，我们共赴麓湖公园

　　麓湖公园，坐落于白云山脚，为通往白云山的必经之地。这次是我首次专程来访，根据约定，我们和友苑病房探访组和参与日常管理的志愿者姐妹们都准时在麓湖石碑前集结，携手共赴这片欢乐之地。

　　姐妹们难得有此欢聚时光，我们一边畅谈一边欣赏湖滨的秀美景色。有人曾言，麓湖公园的魅力在于其摇曳多姿，若要真正领略其风采，非得亲身泛舟湖上不可。麓湖公园占地广阔，达250万平方米，而水域面积便有21万平方米。湖面浩渺，湖心点缀着小岛与桥梁，而湖畔则装点着水杉、鹅卵石与无花果树。或许，短短一小时的泛舟之旅，难以尽览其全貌。然而，在姐妹们的眼中，麓湖虽小，却处处皆景。我们摆出各式有趣的姿势，留下欢乐的瞬间。

　　历经多年精心建设，麓湖公园已蜕变为一处以湖光山色著称的大型城市山水园林。这里不仅融入了现代都市的新理念，更成为市民户外生活的一部分，营造出宜人的居住环境。如今日这般，姐妹们相聚一堂，且行且谈，释放心情，无疑是享受麓湖公园"森呼吸"的绝佳方式。初夏时节，草木茂盛，漫步其中，累了便可坐下，静赏四周马尾松、台湾相思与竹林交错的景致，凉风习习，好不惬意。麓湖北岸，聚芳园静立，这是一座雅致独特的园中园。公园依傍山峦，面朝湖水，将自然景观与园林艺术完美结合，"一山环秀水，半岭隐涛声"，正是对公园美景的生动描绘。聚芳园宛若专为游客留影而设，吸引了无数行人驻足。尽管此时并非兰花盛开之季，但园中的兰花仍热情绽放，千姿百态，引得姐妹们如花般翩然起舞，纷纷停下脚步，留下最美的笑容，将那一瞬间的欢愉定格成永恒。

　　午餐时分，我们选择在畔山酒店用餐。大家意犹未尽地交流着志愿工作的心得与体会，以茶代酒，相互祝福。并约定下次再度相聚麓湖公园。

行走在喧嚣的都市街道上，我仍能感受到麓湖公园那静谧而美丽的氛围。与繁华的花城汇和喧闹的大夫山不同，麓湖公园没有车水马龙的嘈杂，只有阳光透过树叶洒在小路上的宁静与安详。这里，是放慢脚步、舒缓生活节奏的理想之地。当麓湖公园的美景透过滤镜呈现时，更展现出一种沉静而素雅的美感。唯有亲临其境者，方能领略其中的绝妙之处。朋友啊，你是否也愿意前往麓湖公园呢？期待我们下次相聚时能够一同高呼："去麓湖公园，让心情自由飞翔！"

（品三三两两）

青花瓷的故乡，美丽的云水谣

2017 年 7 月 6 日，在炎热的天气里，和友苑的近百名姐妹早早地聚集在出发地点。在协会名誉会长张厅长的深切关怀与嘱咐中，我们登上了两辆宽敞的旅游车，踏上了前往梅州的愉快旅程。

我们的第一站是被誉为梅州"云水谣"的白宫河，这是梅江河的一条迷人支流。曾经脏乱的河道，经过精心的治理，如今已成为一处引人入胜的风景。参天的古树、蜿蜒的沿河小径、整洁的凉亭、河堤旁的公园，以及那如瀑布般流淌的河水，都吸引着无数游客前来探访。

紧接着，我们来到了第二站——梅台文化创意产业园。这个园区巧妙地将客家传统文化与现代文创产品相融合，不仅与台湾地区进行了深入的文化交流，还展示了客家著名画家的书法、字画、书籍和音乐碟片。此外，园区内还陈列着来自客家各地的竹木制品、传统服饰，以及大埔所独有的青花瓷等艺术品。这些都充分展现了客家文化的深厚底蕴和独特吸引力。陶瓷艺术作为中国传统文化的瑰宝，承载着悠久的历史与民族精神。

在这两个景点，姐妹们尽情享受着艺术的熏陶，欣赏着精美的陶艺作品，流连忘返。

次日，我们前往了近年来声名远扬的梅州市客天下景区。这个充满古韵的客家小镇，拥有古朴的栈道、旋转的水车、传统的客家客栈，以及依山而建的各式客家围屋和连接栈道的小石桥。这一切都见证了客家人千年的迁徙历史和深厚的文化底蕴。过去需要翻山越岭才能探寻到的客家文化，这次被我们一次性领略完毕。姐妹们对此赞不绝口，纷纷用手机记录下这难忘的瞬间，既拍摄美景，也留下彼此的倩影。

此次活动的食宿和行程安排得井井有条，受到了姐妹们的一致好评。在这两天里，我们暂时远离了都市的喧嚣，让身心得到了彻底的放松。不仅如此，我们还增进了彼此间的友谊，并分享了各自在康复过程中的心得体会。

在回程的路上，姐妹们依然兴致高昂。大家轮流唱歌，车厢内歌声缭绕，欢声笑语不断。这些欢快的歌声将我们的快乐心情传递给了天地间的每一寸土地。途中，一位姐妹不慎受伤，我们一路给予了她无微不至的关怀与照顾。当车子停下时，随行的董医生还特意叫来了自己的丈夫，用车将这位姐妹送往医院并确保她得到妥善的安置。我们虽然不是亲姐妹，但彼此间的情谊却胜似亲人！

再见了，美丽的梅州！再见了，亲爱的姐妹们！期待我们下次相聚时，都能以更加阳光的心态迎接每一天的康复挑战！

（紫葳）

和友苑姐妹那琴半岛的愉悦之旅

2016 年 11 月 13 日清晨，和友苑的 80 位姐妹欢聚于出发地，怀揣着对那琴半岛的憧憬，准备启程。协会名誉会长张厅长，宛如一位深情的家长，对和友苑的姐妹们呵护备至，亲临现场为我们送行，这份深厚的关怀让大家深受感动。

旅程伊始，便有人提议共唱队歌《我们一起走过》，轻松愉快的旋律为旅途增添了别样的色彩。在长达 3 小时的车程中，姐妹们争相展示歌喉，车厢内洋溢着欢声笑语，温暖如春。终于，在期待与欢笑中，我们抵达了那琴半岛。姐妹们纷纷下车，欢呼声此起彼伏，大家迫不及待地记录下这难忘的瞬间。

办理入住手续后，我们齐聚餐厅，共享丰盛的午餐。席间，无论是久违的老友，还是初次相识的新姐妹，大家都倍感亲切，仿佛是一场家庭团聚。午餐后，我们回到客房，发现门外便是碧波荡漾的泳池和辽阔的大海，这一惊喜发现让大家兴奋不已，纷纷抛下行李，留下一张张美丽的合影。

经过短暂的休息，姐妹们再次集结，共同前往婚纱拍摄基地探秘。一踏入基地，我们便被眼前的自然风光所吸引，姐妹们纷纷拿出相机、手机，摆出各种造型，笑容如花般在阳光下绽放。在这里，我们还见证了许多新人幸福的瞬间，他们的浪漫与幸福也感染了我们每一个人，让我们更加珍惜生活的美好。

夕阳西下，我们回到酒店的海边，随着录音机播放的旋律，跳起了欢快的舞蹈。夜幕降临，我们围坐在一起，以游戏的方式开启了晚宴的序幕。唱歌接龙、猜歌名和圆桌传话等游戏让现场气氛愈发热烈。晚餐时，姐妹们举杯畅饮，欢声笑语不断，整个晚宴都沉浸在欢乐的氛围中。晚宴结束后，我们一同来到海边，赏月、听涛，享受这宁静而迷人的夜晚。

第二天清晨，当第一缕阳光洒在海面上时，姐妹们便早早地来到海边，开始了新的一天。我们在晨练中感受大自然的魅力，在交流中分享彼此的心得与感受。随着培训的结束，我们的那琴半岛之旅也画上了圆满的句号。

（敏）

舞出精彩，舞向健康

舞蹈队作为和友苑联谊会最早成立的活动小组之一，一直陪伴我们至今。我们的宗旨是通过舞蹈的韵律，引领姐妹们以愉悦的心情踏上康复之路，绽放生命的精彩！

日常排练确实不易，然而每滴汗水都凝聚着我们的努力，也滋养着我们的幸福感和满足感。2016 年年初，舞蹈队接到了一个特别的任务，那就是在 3 月 8 日"广州市越秀区和友苑分红丝带协会"的成立庆祝大会上进行表演。尽管我们缺乏专业的老师指导，没有专门的场地和服装道具，但在张老师的引领下，我们依然自编自导了几个节目。没有合适的排练场地，我们就转战广州天河体育中心平台进行排练。即便天寒地冻，风雨交加，我们也从未退缩，每位队员都坚持排练。张厅长和肖处长，这两位曾是各自单位领导的前辈，也给予我们莫大的鼓舞和支持。在协会成立大会上，舞蹈队全体队员的精彩表演赢得了全场的热烈掌声与广泛好评。我们的努力得到了肯定，姐妹们满心欢喜，所有的付出在这一刻都变得值得。

应协会的要求，舞蹈队进行了全面扩充，并发布了招募新队员的通知，期待更多热爱舞蹈的伙伴加入我们，共同为协会贡献一份力量。经过整合，队员们的整体素质得到了提升，同时，大家的团队精神也日益增强。

展望未来，我们将以更加团结友爱的姿态，更加充满活力与创意的方式，为大家呈现更多精彩的节目，与所有人共享欢乐！

（爱弟）

十七年康复之路

——从台湾"开怀协会"汲取康复智慧

如今，和友苑已创立了自己的"开怀学堂"（后定名为"和友学堂"），其宗旨在于引导病房探访的姐妹们采取恰当的探访方式，并协助新发患者认清康复的全程。台湾"开怀协会"由尊敬的贾紫平会长创立，同时，她也是全球华人乳癌组织联盟大会的创始人及现任荣誉主席。贾会长深情地向我们叙述了台湾"开怀协会"与六届全球华人乳癌组织联盟大会二十多年来的发展历程，令我深受触动。我不禁思索，究竟是怎样的力量支撑着她们不懈努力？她们共同坚守着一个信念：活着就是一切，生命的存在便是希望。她们通过回顾生命中的闪光点与梦想的力量，铸就了开怀的精神，将世界各地的乳腺癌病友组织紧密联结。她们构建了一个医务人员与病友组织沟通的桥梁，传递着爱心，走向世界。她们赢得了国际的关注，并获得了专业领域的支持。贾会长在分享中强调，无论前方的道路多么艰难，她们始终坚守一个信念：行动便是答案。在逐步构建这一事业的过程中，她们不断尝试，也不断有人为她们敞开大门。她们点燃了一簇小火苗，将细微的关爱汇成大爱，让这份大爱在世间流淌。我们和友苑将汲取她们的智慧，继续传递这份深厚的爱。没有她们的无私奉献，便没有今日和友苑的病房探访与和友学堂。

　　我是一位乳腺癌患者，原本在退休后准备安享晚年，然而却被这场疾病重创。2007年9月25日，那一天我刻骨铭心，因为那种天崩地裂、孤立无援的感受至今仍然历历在目，我开始了四处求医的历程。正当我感到最无助的时刻，幸运的是，我遇到了广东省中医院乳腺科的林毅教授和陈前军主任，他们给予了我坚实的依靠和信赖。整整17年来，我始终跟随陈前军主任接受治疗，深切体会到了广东省中医院乳腺科全体医务人员的悉心照料与职业精神。在我住院的那段日子里，他们就像亲人一样细心呵护我，无微不至地关心我的需求。即便我的生日、中秋和国庆这些重要的节日都是在医院度过的，但我从未感到孤单，因为他们为我带来了温暖与陪伴。

　　经历过生命的低谷之后，我逐渐康复，并开始积极地面对生活。回首自己的康复之路，心中充满了无尽的感慨。正是有了他们的精心照料，我才能够走到今天。这份深厚的爱赋予了我力量，我对此满怀感激。我曾暗自许下心愿，一旦康复，定要回报他们的恩情。这一信念始终支撑着我前行。

　　特别是当我看到和友苑的发起人张厅长，她虽已年过八旬，但在退休后依然坚守在第一线，为和友苑的发展不懈努力。她以身作则，带领着姐妹们共同克服重重困难，从不为自己谋求特殊待遇，保持着低调的为人和高调的工作态度。她的崇高品质成为我们学习的榜样。她的精神深深激励着我，使我决心追随她的脚步，贡献自己的一份力量。

　　我积极地参与和友苑的各项活动，发挥自己的特长。在唱歌方面，我带领着大家通过歌声重新找回自我，同时也感受到了其中的快乐。唱歌不仅能够缓解压力，还能调节气息、锻炼身体，对健康大有裨益。

　　我有幸参加了多届全球华人乳癌组织联盟大会，还参与了上海和香港的培训。这一系列的经历极大地拓宽了我的视野。特别是在联盟中，我亲眼见证了"开怀"所产生的深远影响，她们不仅传递着坚忍的精神，还无私地分享着宝贵的经验。她们的足迹遍布全球，用实际行动谱写了一曲曲动人的"开怀"乐章。从那时起，我深刻地意识到，和友苑也应该朝着这样的方向发展，塑造自己的特色，与世界接轨。

之后，我加入了志愿者病房探访团队，希望为新患病的姐妹们带去信心与力量。我通过自己的真实经历去感染和影响她们，传递正能量。我以过来人的身份，用相同的经历给予患者新生的希望和勇气，帮助她们重新找回自信。这项工作意义非凡，通过病房探访，我不断积累经验，并带领学妹们坚定地走在这条道路上，让更多的姐妹获得心灵的支撑。虽然我无法为患者作出抉择，也不能代替她们承受病痛，但作为一名有过相似经历的关怀者，能陪伴在她们身旁，给予正面的鼓励与帮助，这是我在和友苑中获得的最大收获。

我感激和友苑这个大家庭给予我不断学习和充实自己的机会，让我的内心变得更加坚强。只有如此，我才能更好地帮助他人、帮助自己、帮助新的患者。这也使得我们队伍提升自我价值的同时，获得了学习与成长的宝贵机会。

在病房探访的过程中，我们共同见证了生命的奇迹。姐妹们用积极的态度战胜了悲观与绝望，让快乐与安宁充满心间。我们看到家庭从纷争的"战场"转变为温暖的避风港，看到病床上的姐妹们露出灿烂的笑容，感受到彼此间深厚的情感纽带。每当有姐妹遭遇复发或转移时，总会有人主动伸出援手，给予关心和鼓励。这些温暖的画面在我心中激起了强烈的共鸣，激励我继续前进。我决心将这份爱心传递下去，把和友苑当作自己的家，让友情在这里汇聚，共同传递关爱，携手面对癌症的挑战。

（萍）

我是一名战士

2014年4月，我突感右乳如被针刺，时隐时现。当时并未深想，以为是工作疲惫之故。然而半个月后，右乳之痛愈发频繁，夜间触碰时尤甚，使我惴惴不安，夜不能寐。次日，我向一女同事谈及此事，她郑重建议我寻医就诊。但我那时沉浸于工作，总想待事务忙毕再行就医。不觉又过了十余日，身体屡发警告，感冒咳嗽接踵而至，药物无济于事，遂被迫就医，并陈述右乳之痛。医生建议即刻进行乳腺彩超，结果显示右乳有一不明性质肿块，需活检以确诊，我心头顿时涌起不祥之感。

翌日，心存不甘的我又赴深圳另一知名医院复查，诊断依旧，医生建议手术。闻听此言，我如遭雷击，瘫坐于医院大厅椅上，呆望屏幕，心中五味杂陈。亲友闻讯后，劝我前往广东省中医院再诊。我采纳了此建议，于2014年6月12日前往，广东省中医院乳腺科林毅教授亦给出相同意见，并嘱我尽快入院系统治疗。那一刻，我的心理防线崩塌，放声大哭，难以接受这一残酷现实。幸有家人陪伴在侧，他们的劝慰使我逐渐回过神来，决定遵从教授之建议入院治疗。

当我踏入病房，目睹走廊上的病友们，或光头，或寸发，或裹头巾，或发丝稀疏。那一刻，我头晕目眩，四肢无力，几乎要跪倒在地。想到自己可能也会如此，心中悲痛欲绝，欲哭无泪！

入院的首夜，我辗转反侧，无法入眠。思绪如泉涌，惴惴不安地思索着自己的身后事：父母已然年迈，我尚未尽孝；女儿初入职场，婚姻大事尚未有着落；我那活泼可爱的侄儿，我还想多与他共度欢乐时光；还有那些血脉相连的兄弟姐妹们，他们平日的深情厚谊我尚未有机会报答。难道我能如此自私，就这样抛下他们吗？我眷恋这个世界，更舍不得离开我深爱的家人。那一刻，我深刻地意识到，我必须调整心态，积极主动地配合医生的治疗。16 日，在家人的鼓舞下，我毅然走进了手术室。术后，我身体的某部分已然缺失，右乳不复存在，泪水悄然滑落，然而我知道，我必须接受这一切并开始后续的治疗。

在整个治疗过程中，化疗无疑是最难熬的一环。关节疼痛让我蜷缩在床，瑟瑟发抖，口干、恶心、胃痛和失眠接踵而至，短短一周内，我便消瘦了 4kg，脸色苍白如纸。化疗 15 日后，我的头发开始脱落，甚至连眉毛和眼睫毛也未能幸免。对此我早有准备，睡帽和头巾成了我的日常装备，我也加入了光头女同胞的行列。那年夏天异常炎热，而我的伤口又大，右臂活动不便，被纱布紧紧包裹，那种闷热潮湿的痛苦我至今仍记忆犹新。当纱布拆下的那一天，我低头看了看自己，内心充满了庆幸。幸得亲友的劝慰与安抚，我逐渐走出了阴霾。

我想对所有患有小叶增生和乳腺纤维瘤的姑娘们说，请务必珍爱自己，一旦发现问题，请及时就医，切勿拖延。

在治疗期间，亲友们的关爱与无微不至的照顾成为我坚持到治疗结束的动力。我由衷地感谢家人的陪伴与照料，让我深刻体会到了亲情和友情的温暖与力量。此时此刻，我的内心充满了感激。我没有任何理由不珍惜生命，即使只有短暂的一天，我也要竭尽全力与病魔抗争，珍惜每一刻宝贵的时光！

（文玉）

将"开怀学堂"构筑成康复旅程中集体抗癌的加油站

6 月 15 日中午，天气闷热而潮湿，暴雨与烈日交替出现。然而，这样的恶劣天气并未影响到姐妹们参与活动的热情。下午 2 点半，在广东省中医院的会议室里，和友苑举办了"开怀学堂"（现为"和友学堂"）的首次活动——"同路人的故事"。

梁大姐作为和友苑的发起人之一，以"过来人"的身份分享了她八年来的抗癌历程与心得。她所分享的食疗小妙招深受大家喜爱。随后是阿红的自述，她的故事让在座的每一位都深感同情，为她接踵而至的厄运而惋惜，同时又为她屡次的新生而欢呼！阿红在 2010 年 7 月被诊断出患有乳腺癌中期，经过系统治疗后，2013 年又遭遇了骨转移，导致双脚瘫痪，行走困难。但她坚持不懈地进行康复训练和物理治疗，几个月后，她终于重新站了起来。在她生病期间，父亲和姐姐的离世，以及她自身两次病危和多次入院抢救的经历，都未能击败她。她坚定地告诉我们，生病时不能气馁，要有强烈的生存意志。她强调在治疗过程中，药物治疗仅占三成，而心态则占七成。紧接着是李会长分享，她以"如何走出悲观情绪，实现身心灵的健康"为主题，讲述了自己过去五年的心路历程。她希望我们能够从不同的视角看待乳腺癌，将其视作一种慢性病，虽然难以根治，但并非绝症。通过积极的治疗，我们完全有可能实现带瘤生存和康复，其中心理健康在癌症康复过程中至关重要。无需抱怨命运的不公，要明白人生旅途本就起伏不定，我们要经受各种考验，提升自己的应对能力，以乐观的心态面对每一天。最后一位分享者阿梅则从另一个角度提出，康复的关键在于自己要能够释怀。治疗结束后，她一直积极参与和友苑的各项活动，从未间断。在越秀山的竹林中，她收获了关怀、鼓励、坚强和信心，摆脱了迷茫和恐惧。同时，她还加入了和友苑的志愿者探访队，向更多的姐妹们传递爱与温暖，使她们能够从"过来人"的经历中汲取力量，勇敢地与癌症抗争。在四位姐妹的分享结束后，参会的姐妹们也敞开心扉，分享了自己的感受和困惑，郭主任则负责回答医学方面的问题，而志愿者们则提供情感上的支持。通过这个面对面的正能量交流平台，"开怀学堂"为术后 1～3 年正在治疗和康复的新病友们提供了一个重建自信、建立友谊、互相取暖、共同抗癌的温馨港湾。

活动虽已落幕，但姐妹们的热情却丝毫未减。她们依旧在热切地交流着各自的情况与心得，并向协会的组织者询问下一次活动的日期。同时，姐妹们还积极建议增加活动内容，以期获得更丰富的体验。这种对帮助的渴望，让我们深切体会到了"抱团取暖，结伴抗癌"理念的深远意义和我们所肩负的使命。为此，我们决心广纳各方建议，努力将"和友学堂"打造成一个分享抗癌心路历程的平台，成为康复旅程中集体抗癌的坚强后盾！

（紫葳）

姐妹共聚增知识，健康之路同行走

——参加"开怀学堂"有感

在广州温暖初夏的某日，广东仲恺农业工程学院轻工食品学院的于新教授受邀至广东省中医院会议室，为"开怀学堂"（现为"和友学堂"）的第四次活动献上一场精彩的讲座。他以"蛋白质、维生素与健康"为题，深入浅出地为我们指明了健康饮食的方向。

会议伊始，郭莉主任发表了温馨的欢迎词，对于教授的无私分享表达了深深的感谢。于教授以平易近人、幽默风趣的言辞，配合生动的图片，详细阐述了蛋白质和维生素的构造、相互关系，以及它们在日常饮食中的不可或缺的地位。他还特别关心正在康复中的癌症病友们，提醒他们重视食疗中的营养均衡。同时，结合广东地区的生活习惯和特色，于教授与大家进行了互动讨论，澄清了一些饮食上的误区。讲座期间，全场鸦雀无声，甚至很多人不约而同地坐在前排，以便更好地聆听。

讲座结束后，与会者通过微信群热烈讨论，分享现场照片、PPT 内容和对讲座的赞美与心得。张厅长作了总结发言，李玉珍会长则汇报了协会的最新工作动态，并向大家表示衷心的感谢。参会的姐妹们，有的正在医院接受治疗，有的不远千里赶来，甚至有的姐妹为了参加这次活动推掉了朋友的约会和家务。协会的常务副会长张老师，作为大志工（非病友）代表，向于教授赠送了一份小礼物，以表达对他无私奉献的敬意。值得一提的是，于教授同时也是我们协会监事长青青的丈夫，他始终怀着为姐妹们服务的热忱。姐妹们纷纷表示，这是她们参加过的最有价值的一堂课，对于教授和青青表达了由衷的感谢。

在一片欢声笑语中，"开怀学堂"的第四次活动圆满落幕。每一次的聚会，都是姐妹们相互扶持、共同抗癌的加油站，也是康复路上的知识交流平台。众多姐妹渴望拥有更多这样的学习机会，以便在康复的道路上走得更坚实。协会的管理者们深感肩负重任，我们不仅需要社会各界的持续支持，更要不负姐妹们的厚望。我们将竭尽全力，推动和友苑的发展再上新台阶。

（紫葳）

如何摆脱悲观情绪，实现身心灵的全面康复

我曾是一名乳腺癌患者。52 岁那年，在单位的一次常规体检中，医生建议我前往专科进行深入检查。尽管我一直保持运动，且历年体检均无异样，但癌症的阴影却悄然降临。

在林毅教授的精准诊断下，我被告知需要立刻入院进行进一步的手术排查。医生的建议在那一刻让我惊慌失措，无尽的恐惧笼罩着我。我的儿子即将步入婚姻的殿堂，而我为何连这短短的 20 多天都不能等待？我

感到前路茫茫，无所适从。幸运的是，我的儿子在关键时刻给我打来了电话，他的声音如同温暖的阳光，驱散了我心头的阴霾。他鼓励我听从医嘱，尽快入院检查。于是，我毫不犹豫地预约了手术。当"乳腺癌"这几个字从医生口中说出，它们仿佛被无限放大，占据了我的整个心灵。那是我第一次真切地感受到死亡的气息，脑海中一片空白。术后，我遵循医嘱，经历了化疗、放疗等一系列规范治疗。那段时间，失眠成了我的常态，治疗的副作用如同猛兽般想要吞噬我，特别是对心脏的影响尤为严重。每次化疗前，我都必须先确保心脏指标正常，才能继续治疗。化疗后，白细胞急剧下降，我不得不定期回医院接受静脉导管的护理。那段日子，我如同在高空走钢丝，每一天都充满了危险与未知。

然而，在家人的细心照料和亲朋好友的深切关怀下，我艰难地熬过了那段最痛苦的日子。我的心情逐渐平复，开始了我漫长的康复之旅。但术后的1～3年，我的精神状态并未完全恢复。在内心深处，我仍然视自己为一名患者，情绪时常如过山车般起伏不定。对复发和转移的深深恐惧，时常扰乱着我的心神，让我无所适从。

当时，我对乳腺癌一无所知。尽管身体尚显虚弱，我毅然前往书店，探寻关于乳腺癌及其康复的书籍，渴望增进了解。书中的智慧赋予我启迪，也让我得以沉思。通过深入剖析内心，我逐步调整了心态，驱散了心中的阴霾。这段经历让我更加珍视生命与亲情，也使我能够更加灵活地应对生活的变故。我投身于所爱之事，加入和友苑，热情参与合唱团与舞蹈队的活动，更常出门旅游，以此开阔视野，收获感悟。我深信，癌症仅是一种慢性病，通过积极有效的治疗与心理调适，完全有可能实现康复。

若要摆脱悲观情绪，依我之见，可尝试以下方法：①及时抒发情感，释放压力，摆脱负面思维。学会排遣郁闷，以提升康复治疗效果。给予自己积极暗示，乐观地面对生活，真正使自己放松。②广交朋友，积极参与社会活动。加入户外社交、康复讲座、病友组织等，增强对康复的认识，感受集体的温暖，积极面对人生。③设定康复目标，培养个人兴趣。如唱歌、跳舞、园艺、养鸟、书画、太极等，以缓解压力，陶冶情操，提升身心健康与自信。④直面现实，活在当下。接纳生活中的无奈与变化，以平和的心态面对喜怒哀乐。将癌症视为生命旅途中的一次考验，也是成长的机会。⑤寻求灵性归属。如佛教、道教、共产主义等信仰，寻找灵性的指引与目标。这些建议源自我这几年的康复体会，希望能对同路的姐妹们有所助益。

我深感幸运，能加入和友苑，并成为一名志愿者。我立志为姐妹们带去希望，贡献自己的一份力量。我衷心感激这个平台，它赋予我战胜疾病的勇气与力量，也让我有机会在抗癌的道路上为更多的病友姐妹们服务。同时，我要向广东省中医院的领导、乳腺科的医务人员，以及张厅长、郭主任和所有的姐妹们表达深深的感谢，是你们的信任与支持，让我有了前行的力量。感恩！

（玉珍）

放缓步伐，尽享生活的美好

罹患乳腺癌的我固然不幸，然而能遇到一支卓越的医疗团队，我又是何其有幸。他们敏锐地发现了我的病情，并迅速进行了有效的治疗。在治疗期间，陈前军主任、戴燕医师及郭倩倩医生给予了我莫大的鼓励和详尽的康复指导。乳腺科的护士们也带给我无尽的温暖与感动。在这个充满爱与和谐的乳腺科，我结识了来自全国各地的"战友们"，我们共同与病魔抗争，历经了磨难、泪水和欢笑。只有经历过这一切，才会深刻领悟到，当别无选择时，唯有勇敢面对并接受现实。当心态渐趋平和，一切都将逐渐好转。尽管化疗期间我经受了呕吐、头痛、失眠等诸多身体不适，但我的内心始终充满希望，因为我有一群并肩战斗的姐妹们，我们彼此鼓励、互相交流，勇敢地直面癌症。在此过程中，保持饮食清淡、营养均衡至关重要，同时，术后也要避免提重物。

在广东省中医院，我接受了医生们专业而周到的治疗方案，半年后我终于痊愈出院。我由衷地感谢广东省中医院乳腺科的全体医护人员，在我最困惑和痛苦的时刻伸出援手，让我获得了新生。

出院后，我辞去了工作，开始了半隐居的生活。锻炼成为我日常生活中不可或缺的一部分。我参与了散步、唱歌、跳健身操和广场舞等各类活动。保持规律的作息、积极乐观的心态，并辅以中药调理，半年后，我的头发开始慢慢生长，这为我注入了新的生活希望。看到我的身体逐渐恢复，女儿提议和我一起出门旅行。于是，我们踏上了一次又一次的旅程，每一次旅行都是对生活的深刻体验，让我领略到了生活的绚烂多彩，也重新点燃了我对生命的热情。在旅途中，我尽情享受着女儿的贴心照料，她独自承担起所有的行程安排，从预订机票到酒店，一切都井井有条，让我不禁感慨女儿真的长大了。出院后的第二年，我开始自己策划旅行，邀请了几位病友一同前往，我们随心所欲地出发，留下了许多珍贵的回忆和美丽的照片。其实，只要你敞开心扉，就会发现处处都是迷人的风景和真挚的情感。

我深知，我必须为自己好好地活。自年轻时下岗后，我便踏上了深圳的土地，投身于繁忙的工作与学习之中。为了尽快融入这座城市，我倾尽全力，即便是周末也不停歇，兼职工作以积攒生活所需，却无暇顾及自己的生活质量。然而，乳腺癌的突然袭击让我意识到，生活在这个世界上，我们不仅要为生计奔波，更要关注自己的身体健康。没有健康的体魄，所有的奋斗都将成为泡影。

改变固然痛苦，但面对现实，我们必须迎难而上。历经生死之后，我方能体悟到生命的新境界。将每日都视为生命中的最后一日去珍惜，向死而生，唯有如此，我们才会更加珍视生命中的每一刻，懂得知足常乐。只要心怀愉悦，做些力所能及之事，便是对身心最好的滋养。生活原本是美好的，我们应当学会放缓脚步，去细细品味，尽情享受这份美好。

（开心宝）

阳光照耀，珍视生命

那年七月，我被诊断出患有乳腺癌，心中无比沉重。生命的脆弱与短暂在这一刻显得尤为刺眼。思绪如麻，过去那些色彩斑斓的日子历历在目，我深感留恋；想到我温馨的三口之家，我满心不舍；家中那位 103 岁高龄的母亲还在等我，这份牵挂我怎能割舍？唯有勇敢直面，积极抗癌，我才能守住我所珍爱的一切。于是，我收起悲伤、擦干泪水，毅然踏上了抗癌的征途。

手术过程顺利，术后的晕眩、呕吐与失眠虽令人难耐，但并未如我想象中那般可怕。闯过手术难关后，我带着如勇士般的胜利喜悦，准备开始我的术后康复之旅。医护人员都称赞我的精神状态极佳。接下来是化疗、放疗和内分泌治疗。许多人对化疗心生恐惧，我也担心它会给我的身体带来沉重负担。但医生告诫我，手术已然完成，若此刻放弃后续治疗，一旦病情反复，之前所有的努力都将化为泡影，且那时化疗的效果将大打折扣。人生没有彩排，每一天都是现场直播，若错失良机，必将追悔莫及。这番话让我幡然醒悟，我决心为自己的生命奋力一搏，无悔于这场人生中的抗争。于是，我鼓起勇气，接受了治疗方案。

化疗后不久，各种副作用接踵而至：抽筋、失眠、便秘、腹痛、胃痛、胸闷、高热、白细胞减少、手脚无力……痛苦难耐，我惶恐不安，无所适从。我的身体出现了水肿，指甲变得紫黑，面色黯淡无光，头发也脱落殆尽，我简直不愿面对镜子中的自己。就在这时，我年迈的母亲病危，

209

尽管我形象大变，但母女情深，我怎能不去见她最后一面？我强忍悲痛和身体的不适，戴上口罩遮住肿胀的脸庞，戴上假发掩饰秃头，一步一艰辛地走向母亲。当我终于见到日思夜想的母亲时，悲伤如潮水般涌上心头。母亲在生命的最后时刻未能有女儿的陪伴，我为此深感自责与无奈，身心疲惫至极。

庆幸之余，我满怀感激。在抗癌的征途上，我深刻领悟到了亲情的深厚与友情的真挚。正是他们的陪伴，赋予我力量，支撑我度过一次又一次的化疗。每当痛苦难以忍受时，我会让自己全身心放松，聆听心爱的音乐，随着旋律哼唱，这样的方式不仅分散了我的注意力，让我暂时忘却痛苦，还陶冶了我的情操。此外，我坚持练习康复操，学习八段锦、五禽戏，以此熬过一次次的治疗周期。这段经历如同凤凰涅槃，使我在绝境中重生，对生命的宝贵更加珍视。

女人的生命宛如流水，在岁月的长河中静谧而清澈地流淌。虽有暗涌激荡，却依然坚韧前行。女性不仅肩负着养育后代、照顾长辈的重任，还需操持家务，维系家庭的和谐，同时面对职场的竞争。生活中的种种压力，无论是病痛折磨、事业挑战，还是情感危机，都足以让人崩溃，使人陷入无尽的绝望。然而，女性必须学会坦然面对，冷静应对问题，及时调整心态，以智慧化解困境，不被绝望所淹没。无论遭遇何种境遇，我们都应保持豁达阳光的心态，怀揣善良之心。历经磨难，看尽人生百态、生命无常后，我深知一切都会随时间消逝，成为人生中的一段回忆，因此无需过分执着。

抗癌之路虽漫长且充满挑战，但我衷心感谢和友苑这个康复平台。在这里，我们得到了社会的鼓励和支持，让一群有着相同遭遇、坚强勇敢的姐妹们相互扶持、勉励，共同追求美好生活。或许在困境中我们会迷失方向，但当风雨过后，新的希望终将绽放。让我们珍视生命、尊重生命、扬帆起航，在生命的海洋中尽情驰骋。生命不息，美丽永恒！

（慕玲）

此生与广东省中医院乳腺科的不解医缘

我罹患了乳腺癌，但幸运的是，我能在广东省中医院乳腺科接受治疗，并与众多医护人员结缘。在他们的悉心照顾下，我顺利完成了手术、化疗、放疗及靶向治疗。在他们的引导下，我亲身体会到了中医在癌症治疗中的独特效果。他们的高超医术与无私奉献，使我与广东省中医院乳腺科结下了深厚的医缘。术后次日，我虽感伤口紧绷不适，但精神状态尚佳。我吩咐陪床的先生回家取物，自己则在病房内踱步。不料，引流瓶意外坠地，我俯身拾起后前往盥洗室。待我回到病榻前，同房病友惊呼引流瓶中鲜血殷红，我吓得僵立当场。病友急忙按铃求助，医护人员迅速赶来施救，并极力安抚我。幸运的是，医生们及时为我止血，救回了我一命。事后，医生告知我，是引流瓶触及伤口周围小动脉所致出血。

化疗期间，我尝试口含生姜以缓解呕吐和胸闷恶心的副作用。然而，随着化疗的深入，不良反应愈发严重。遵医嘱，我在化疗后的下午前往理疗科接受肠胃艾灸。此法果然奏效，恶心、呕吐、乏力等症状大为减轻，食欲也逐渐恢复，我能吃能睡，心情也随之舒畅。不知不觉中，我成功完成了六次化疗。听闻其他医院并无此中西医结合的治疗方式，我深感庆幸能在广东省中医院乳腺科接受治疗。

放疗之初，我以为每次短暂的照射并不会有太大痛苦。然而，事实并非如此。恶心呕吐依旧困扰着我，且随着放疗次数的增加，伤口和腋下开始出现红肿、发炎甚至溃烂。每天，医护人员都会为我清洗伤口、涂抹药膏，并进行相关治疗。在他们的精心护理下，我的皮损状况逐渐好转。就这样，我再次成功度过了放疗期。

在治疗期间，我坚持服用中药，并辅以滋补炖品，如西洋参、阿胶、龟甲等，以减轻化疗后的不适感。如今，我已成功抗癌11年，中西医结合的疗效令我赞叹不已！更令人欣喜的是，我以前的一些顽疾，例如口腔溃疡、大便溏稀、畏寒怕冷等，也得到了显著改善。同时，我也认识到自己属于何种体质，学会了根据体质来合理膳食，进行调理，不再随意进食。

广东省中医院乳腺科不仅在治疗上发挥了中西医结合治疗的优势，更展现了崇高的医德。病房里，每天清晨，电视机就会播放"八段锦"和林毅教授创编的"女性养生导引功"，方便病友们跟随练习，以达到强身健体、保健乳房的效果。术后，护士们还会指导患者进行患肢功能恢复锻炼，为康复之路提供有力支持。更让患者感动的是他们的"答疑"服务。我仍清晰记得，某次在门诊，我准备了许多问题向陈主任请教。当我逐一提问时，他不仅耐心细致地解答，还特意安排时间和房间，邀请其他医生为我们详细解答疑惑。那场座谈会吸引了六十余位病友参加。这种贴心的"答疑"服务在医患平台上发挥了巨大作用。

在医护人员的悉心指导下，和友苑的核心成员们创办了"开怀学堂"（现为"和友学堂"），通过组织丰富多彩的活动，为姐妹们的康复之路加油打气。此外，病房探访小组每周两次深入病房，为新患病友送去温暖与关怀，倾听她们的心声，助力乳腺癌患者更快地走出心理阴影。

（紫薇）

死里逃生后，我依旧如小荷般悠然

我于二十世纪七十年代末在广西农村出生，身材矮小且黑瘦，比同龄人要矮上一截，自幼体弱。虽然曾罹患癌症，但我有幸逃过一劫。说起原因，与我天生的肝豆状核变性有关。2012 年年末，我因腹部鼓胀而寻医，初诊为肠胃炎，然服药多日却无好转。再次求诊，被诊断为肝腹水，遂住院治疗，当时我的肝硬化已进入中晚期。在住院期间，医生们一直努力探寻病因。历经一个多月的详细排查，终于找到根源——先天性肝豆状核变性，从而得以对症治疗。

然而，命运却对我开了个不小的玩笑。2015年8月，我被诊断出患有乳腺癌。我惊愕不已，疾病如同我的影子，紧紧相随，可这并非我所愿！待心情平复后，我立刻投身于治疗中。在乳腺科，我经历了手术与四次化疗。化疗方案的确定过程异常曲折，我至今仍记忆犹新。乳腺科的医生们极其负责，考虑到我肝功能异常，术后状况更差，且肝硬化尚在恢复中，而化疗又会对肝脏造成损伤，甚至可能引发肝衰竭，他们多次会诊研讨，却始终难以定夺。后来，主治医生建议我咨询某医院肝病科的主治医生陈教授。经过陈教授的肝功能评估，确认我能够承受化疗后，医生们才谨慎地开始了化疗。因此，我的化疗比别人晚了大约一周。之后，我还需接受为期一年的靶向治疗，而所需药物每支价格高达2.3万元，总计需用17支。即便能申请到某基金会捐赠的6支，我也至少需要自行承担25万元的费用。在漫长的求医路上，我已债台高筑，经济压力巨大，因此一直不敢公开病情，唯恐同学嘲笑。但强烈的求生欲望驱使我鼓起勇气，向一位好友求助，她的母亲也曾是乳腺癌患者。我原本只是想询问是否有有效的偏方，没想到，同学们得知后纷纷伸出援手，并给予我莫大的鼓励。他们的支持为我带来了希望。虽然筹集的资金仍不足以支付曲妥珠单抗的费用，但已足够我选择另一种既经济又能提高免疫力的针剂进行治疗。

在广东省中医院住院的那段日子，乳腺科的医护人员和病友珠姐给予了我无尽的帮助与支持。每日清晨，医护人员在查房时总会亲切地向我问候，他们的脸上总是洋溢着温暖的微笑，充满了关爱。他们不仅鼓励我，还悉心指导我如何休息、饮食，以及如何保持乐观的心态与病魔抗争。珠姐是广州人，与我同处一室。在等待第三次化疗期间，她那份开朗与乐观深深地感染了我。她常常用幽默的话语逗我开心，比如说光头很清爽，她丈夫常打趣道，现在晚上都不用开灯了，因为有她这个"百瓦灯泡"在。珠姐还分享了许多生活中的小故事来激励我。后来，她加入了和友苑，成为一名志愿者。在医院里，她就像是我的老师、朋友，更胜似亲人。每当我需要回医院复查时，她总是二话不说地帮我提前挂号、开单、预约，让我每次来广州都能以最短的时间赶回广西。她对我的关照，我铭记在心，却无以为报。正是这场乳腺癌让我收获了这份珍贵的情谊。她总是说："帮助别人也是帮助自己，与人方便就是快乐自己……"她就是这样一个乐于助人、豁达开朗的人，是我学习的榜样！

2016年3月，在珠姐的引领下，我加入了和友苑这个温暖而充满爱的大家庭。这里的氛围温馨而宜人，有和蔼可亲的会长、医德高尚且平易近人的郭主任、文采斐然的蕙姐及热心肠的珠姐……在这个大家庭中，她们以引导我们调整心态、成为阳光快乐的"铁娘子"为己任。

现在，尽管我的肝硬化尚未完全康复，但我的恢复状况相当好，肝功能也已恢复正常。医生表示已无大碍，于是我返回家乡广西，投身于保险和家教工作。我以积极的心态面对生活，充实地度过每一天。珠姐曾对我说："大病之后的生命，都是多赚的。无论开心或不开心，每一天都会过去，为何不选择开开心心地生活呢？"

经历了一场风雨后，我深刻领悟到了生命的意义和健康的重要性。从那时起，我开始注重饮食起居，规律锻炼和休息，放宽心态，看淡纷争，不再斤斤计较，也不再过分执着。我时常用文字记录自己的感受，并积极参与公益事业，尽我所能地贡献自己的力量。在帮助他人的同时，我也收获了快乐。俗话说，大难不死，必有后福。我坚信，在两次死里逃生之后，好运一定会降临。如今，我被众多人的关爱包围，生活中充满了阳光，天空中白云飘飘，四周绿树成荫。我深深吸一口乡下的清新空气，心中充满了幸福感。这就是上天赐予我的最大幸福！生活不仅要追求质量，更要追求意义！

活着本身就是一种精彩，我要衷心感谢我的亲戚朋友、同学们，以及广东省中医院和和友苑的支持与帮助！我要自豪地告诉所有人，我正幸福地生活着！我将以一颗阳光的心，精彩地书写生命中的每一天；以一颗感恩的心，静静地站在池塘一角，弹奏出小荷那幽幽的淡香……

（小荷悠然）

滚蛋吧，肿瘤君！

人们常说，肿瘤患者若能安然度过五年，便相对进入了一个安全期。如今，我已康复十四载。记得当年退休后，我正享受着难得的清闲，然而不到一年，便发觉左乳隐隐作痛。经过一系列检查，医生建议我入院接受系统治疗。病理结果揭晓，我被确诊为乳腺癌二期。这场大病，就这样悄无声息地降临在我身上。

面对如此严峻的考验，我并未退缩，而是选择了积极治疗。凭借我乐观开朗的性格，我携手丈夫、儿子，以及广东省中医院乳腺科的医护人员，共同与乳腺癌展开了一场旷日持久的健康保卫战。每天按时服药，定期复查，我的身体逐渐走向康复。然而，在术后的第三年例行检查中，我发现了骨转移的迹象。我依然坚强地与病魔抗争，再次经历了手术和放疗的洗礼。术后第四年，我的腿脚开始行动不便，于是又接受了一次手术和放疗。多次的治疗让我的身体遭受了重创，我甚至无法行走。医生建议我尽早进行轻度运动，以期在两年内恢复行走能力。我明白，在病魔面前，我必须坚定意志，以科学的康复知识为武器，勇往直前，战胜病魔。我从简单的活动开始恢复，然后逐渐用手辅助腿部运动。三个月后，当我能够独自站立时，医生们都惊讶不已。

生命的时钟滴答作响，我带着我的"装备"和家人一同走在康复的道路上。术后第五年终于到来，对于大多数人而言，这只是普普通通的一年，但对我而言，却意义非凡。这意味着我已经成功度过了癌症患者的高危期。我憧憬着恢复健康后的生活，与亲朋好友在茶楼品茗畅谈，与知己好友环游世界。更让我充满期待的是，我的小孙子即将降临人世。我想为他亲手织制几件衣物，厚的、薄的各备几件，还要为他准备柔软的纸尿裤。作为奶奶，我深知自己所肩负的责任。

然而，术后第五年的 12 月，我突然感到呼吸困难，高热持续不退，于是急忙赶往医院，但不久后我便陷入了深度昏迷。医生们竭尽所能，最终采用冰敷的物理疗法试图唤醒我。在朦胧中，我仿佛看到了已故的母亲和姐姐，母亲在河对岸微笑着向我招手，而姐姐则拉着我的手，试图带我走向河对岸。她笑着对我说："我们一起过去陪妈妈吧。"但我努力地往回走，回答道："你已经过去了，有你陪伴妈妈就足够了，我这边还有未完成的事情。"经过长达 13 天的昏迷后，我的高热终于退去。睁开眼，我看到的是丈夫疲惫的脸庞，儿子担忧的眼神，以及守护在旁的白衣天使们……

生活依旧如往常般平稳前行，我仍旧坚持按时服药、定期复查，并尽情享受一日三餐的美好。如今，我的各项指标均显示健康。尽管我无法与 2 岁的小孙女一起奔跑嬉戏，但每当她甜甜地叫我"奶奶"时，那声音犹如世间最动听的旋律，深深触动着我内心的喜悦。我坚信，终有一天，我会如同常人一般，背负着健康的行囊，攀登山顶，然后自豪地大声呼喊："滚蛋吧，肿瘤君！"

（口述：井女士，整理：品三三两两）

生命之光：顽强的意志与乐观心态

2010 年 4 月 20 日，那是我人生中最刻骨铭心的一天。那天的检查报告如同晴天霹雳，我被告知罹患了乳腺癌。紧接着的第二天，我便入院接受穿刺治疗，随后是连续三次的化疗和手术。术后，我又经历了三轮化疗和 25 次放疗。那时，我深感世界仿佛即将崩塌，命运为何对我如此不公，让我承受这般无尽的痛苦！早在 2002 年，我刚满 40 岁时，就不得已接受了输卵管及部分卵巢的切除手术。42 岁那年，我在上班途中遭遇抢劫，不幸导致左锁骨粉碎性骨折，经历了钢板夹复位的手术。2005 年，我下岗了，经济压力使我直到 2006 年才得以摘除锁骨夹板钉。2008 年，我失去了父亲，这对我来说是一个沉重的打击。而在我完成乳腺癌手术和放化疗期间，皮肤因敏感而溃烂，发出难闻的气味。同时，我的伴侣也遭遇重大变故，病情持续恶化，最终离世。这一系列的变故和身体的折磨让我疲惫不堪，但我始终坚韧不拔。然而，当医生告诉我，由于淋巴水肿，我的双臂可能会粗细不均，爱美的我无法接受这一现实，失声痛哭。我内心感到无比的绝望，无法用言语来表达。死亡对我而言并不可怕，但活着的痛苦却让我倍感煎熬。

手术后不久，淋巴水肿的症状果然出现了。我陷入了极度的焦虑和恐惧中，伴随着剧烈的肢体疼痛和水肿，我感受到了前所未有的无助和绝望。那些日子，我整夜难眠，盯着天花板发呆。我的脑海中充斥着生命倒计时的画面，心情越来越糟糕，越来越绝望。我变得歇斯底里，无论是面对医生、护士还是来看望我的人，我都无法控制自己的情绪。那时的我，真的无法用言语来形容自己的状态。再加上后期的治疗费用高昂，我不像其他患者那样可以通过内分泌药物来控制病情。考虑到家庭的经济状况，我真的是心有余而力不足。我想要自救，我需要赫赛汀来挽救我的生命，但家庭条件的限制让我陷入了更深的绝望中，我开始对人生感到迷茫。

在治疗期间，我有幸结识了一群同行的姐妹，是她们在我最艰难的时刻给予了我力量。每周我们都会相聚一次，共同走出去，交流各自的康复经验，互帮互助，彼此鼓励，团结取暖。这样的聚会让我逐渐重拾了生活的勇气和信心。渐渐地，我们的活动场所不再局限于室内，我们曾漫步在越秀公园的竹林中，更融入了和友苑这个温馨的大家庭。在这里，我们都是同路人，彼此给予温暖和支持，仿佛找到了心灵的归宿。

和友苑的日子丰富多彩，我们常常一起欢唱、起舞、出游，参与各类活动。随着时间的推移，幸福与快乐重新回到了我的生活中，我甚至忘记了自己患者的身份。心情的改善让我对患肢水肿有了全新的认识，我开始积极配合医生的治疗方案，并加强对患肢的体能训练。因此，患肢的淋巴水肿得到了显著缓解，效果喜人。医生们为我感到欣慰，我自己也倍感满意。虽然偶尔仍会感到麻木和疼痛，特别是在炎热的天气里，但我已经学会了理性面对，不再盲目惊慌。在医生的悉心指导下，我坚持治疗与锻炼，患肢的状况也逐渐好转。在这个过程中，《我要生命的力量》这首歌成为我的精神支柱，每当我听到它，就会涌现出继续前行的勇气和希望！

我深知，积极乐观的心态对于战胜病魔至关重要，其效果远超过消沉悲观。欢笑能够平衡并提升淋巴细胞和白细胞的水平，从而增强身体的免疫力。自从加入和友苑后，我以一颗善良的心尽可能地去帮助姐妹们，而这样的善举也给我带来了无尽的欢乐和幸福感。在这段康复的旅程中，我对淋巴水肿的治疗也有了一些个人的领悟：①严格遵循医嘱进行治疗，并加强自我锻炼，这样效果才会显著。即使病情并不严重的姐妹们，也要密切注意皮肤发红和挤压时的痛感。②平时应多按摩患肢，以促进淋巴液的引流。③手术初期，要坚持进行患肢的爬墙锻炼和康复操。④走路或乘坐公交车时，尽量抬高患肢，以保持血液流畅，并持续进行锻炼。⑤在日常生活中，要避免使用患肢提重物，确保患肢不受压迫，以预防上肢的损伤和感染。⑥睡觉时，应尽量避免向患肢方向侧卧，以减少潜在的风险。⑦当需要进行抽血、测量血压、注射或接种等操作时，要避开患肢。遵循这些方法，关注患肢的引流运动，可以有效舒缓和改善患肢的淋巴水肿，这些都是康复的重要途径。

（月英）

从迷茫无助到热心助人

我是在 2008 年 9 月 27 日进行乳腺癌手术的，转眼间已经过去了十多个年头。我永远忘不了第一次听到医生说出我可能患上乳腺癌的那一刻，内心所受到的巨大震撼。当时我刚满四十岁，平日里身体健康，只是在乳房旁发现了一个小小的凹陷，既不痛也不痒。当医生建议我进一步检查时，我选择了逃避，离开了医院，回到家后还故作镇定地告诉家人一切都好。但家人们不放心，坚持要我去另一家医院检查，并帮我预约了广东省中医院的司徒红林主任。

当司徒主任检查后，严肃地告诉我需要立刻住院手术时，我才真正意识到事态的严重性。恐慌、怀疑、悲伤、失望和无助一瞬间涌上心头。我担心治疗效果不佳，担心自己会不久于人世，担心失去乳房后的形象受损，担心未来如何面对家人，担心成为家庭的累赘，更害怕朋友们会离我而去。我的脑海中充满了种种担忧，只觉得一片空白。

司徒主任察觉到了我的恐惧和忧虑，她用温柔的话语安慰我，告诉我即使确诊为乳腺癌，也不必害怕。她鼓励我要信任医生，勇敢地面对疾病。在她的劝慰下，我的心情逐渐平复下来。既然情况已经无法改变，那么我只能改变自己的心态，去接受现实。在经历了一番激烈的内心挣扎后，我决定与命运抗争到底。

然而化疗期间的副作用和手术后的身体缺陷让我倍感痛苦，我曾多次想要放弃。但每次陈前军主任都会耐心地劝导我、开解我，让我重新找回信心。亲人们的关心和鼓励也让我逐渐冷静下来，开始努力控制情绪、调整心态，并继续接受治疗。

在一次复诊中我遇到了梁队长，她乐观向上的精神和热心助人的态度深深地打动了我。我非常渴望能与她这样的人成为朋友。我们交换了联系方式后，她告诉我她们在越秀公园竹林有活动，于是我加入了这个群体。在这里我结识了一群志同道合的姐妹们，我们之间虽无血缘关系却亲如一家。我们可以毫无保留地交流彼此的心声和经历，在她们的乐观与坚强中，我汲取了力量，也增加了战胜病魔的信心。在这个特殊的群体中，我收获了最真挚的情谊和无私的爱，从此我不再迷茫和恐惧，因为我知道自己已经走在了康复的道路上。

因此，当和友苑组织筹建志愿者团队时，我毫不犹豫地报名参与了。我渴望传递爱心，将我的康复之旅继续分享给他人。在张厅长的引领下，我多次参与病房探访培训课程，深入学习如何更有效地与新病友沟通。作为一名康复者，我的亲身经历能够为她们提供积极的鼓舞，为她们战胜病魔注入信心。每当看到姐妹们因我们的鼓励和经历分享，从愁云满面转为笑容满面时，我们也由衷地感到喜悦。

经过大半年的病房探访，我深切地体会到，在帮助他人的过程中，我也收获了学习的机会，实现了自我提升，内心深感满足。我衷心感谢和友苑这个大家庭为我提供的学习平台，以及其中无尽的快乐和满足感！同时，我也要感谢我的亲人和朋友们，在我最艰难的时刻给予我温暖的支持，赋予我力量，使我能够坚强地走到今天。未来，我期望通过实际行动去帮助更多与我有相似经历的姐妹们，让她们明白，我们今天的幸福生活就是她们明天的希望！

让我们携手，用爱心共同打造一个充满阳光与希望的温馨大家庭，为此，我们将共同努力！

（咏梅）

和友苑，是我心灵的庇护所

那是一段我不愿回首的岁月。在短短的十天里，我接连失去了三位因乳腺癌离世的亲友，而随后，我也被诊断出患有乳腺癌。那段时间，"绝症"与"死亡"的阴影始终笼罩着我。

我深感自己的生命正悄然走向终结。我清楚记得，曾陪伴过的一位亲友，她在确诊乳腺癌后两年出现骨转移，三年后又发现肝转移，最后因肝腹水而腹部胀大如鼓。我亲历了她从确诊到离世的全过程，目睹了手术、化疗和放疗为她带来的身心痛苦，以及沉重的经济压力。我已见证过这场病痛的残酷，不愿再次经历，更不想自己承受这样的苦难。我曾想过放弃，这个念头让我的家人感到惊慌，他们守在我身边，给予我无微不至的关怀与鼓励。在家人的支持下，我最终接受了手术和六次的化疗。

尽管身体上的疾病得到了控制，但精神上的重压依然如故。我内心充满了恐惧与焦虑，每日如坐针毡。夜幕降临，一闭眼，那些因乳腺癌离世的亲友便浮现在我眼前，她们的痛苦我深有体会，内心受尽折磨，仿佛随她们而去才是最好的解脱。这无尽的煎熬让我严重失眠，进而患上了焦虑症，精神心理科成了我另一个常去的地方，这对我而言无疑是又一次沉重打击。

某次我参加体检，结果中有一项指标异常，我顿时心慌意乱。时已近午，我匆匆找到郭莉主任，请求加号。在诊疗过程中，郭主任耐心地为我解读了检验单上的各项指标，并察觉到了我的焦虑。她亲切地询问我是否参与过一些活动，我回答说，我连亲友都不愿见，更别提参加活动了。郭主任温和地建议我尝试参加和友苑的活动，她告诉我，那里有许多与我经历相似的姐妹，或许她们能帮我解开心结，对我的身心都会有所裨益。

我抱着试一试的心态来到越秀山，踏入了和友苑这个温馨的大家庭。起初，我总是静静地坐在角落，默默观望，不愿与人交流，也不想结识新朋友。然而，珍姐主动靠近我，与我亲切交谈，并留下了联系方式。她还邀请我与她们一同学习舞蹈。虽然起初我笨拙不堪，从未接触过舞蹈，跳得并不好，但珍姐和小娣姐一直鼓励我，耐心地指导我。其他姐妹们也分享了她们的经验，告诉我她们刚开始也跳得不好，但随着时间的推移会慢慢进步。于是，我在和友苑留了下来，结识了一群有着相似经历的姐妹。在与她们的相处中，我感受到了这个大家庭的和谐与友爱，以及彼此互助、共同抗癌的精神。同时，我也意识到，在抗癌的道路上，我并不孤单，有这么多姐妹与我并肩作战！这里正是我一直寻觅的心灵的港湾。

在与姐妹们分享快乐的同时，我也开始思考一个问题：为什么她们能够勇敢地告别过去的伤痛，快乐地生活在阳光下，努力康复，而我却无法摆脱过去的阴影，一直陷入恐惧和焦虑中呢？姐妹们让我意识到，我应该把握住今天和未来的方向，与昨天彻底告别，勇敢迈向光明的未来。我逐渐爱上了这个家，并积极参加各项活动。每次与姐妹们相聚，我都能收获不同的快乐和知识。每次聚会结束后，我便开始期待下一次的相聚。时间在不知不觉中流逝，我的心情也逐渐好转。不知何时起，心理上的恐慌和焦虑慢慢消散了，我的生活变得充实起来，性格也变得开朗了许多。我不再是精神心理科的常客，只是偶尔去咨询一下。家人都为我的变化感到由衷的高兴！

回想起对和友苑大家庭的情感变化，我经历了观望、接纳、融入并深爱上它的过程。这也是我心路历程的转变——从恐慌、焦虑、消极逐渐变为平静、开朗、积极向上。感谢这个家为我提供了修复精神心理创伤的避风港，让我的心灵重回正确的航道。感谢姐妹们多年来的陪伴与支持。没有这个家和姐妹们的陪伴，我可能会一直沉沦在人生的低谷中无法自拔。在此，我想真心地表达：我爱我的姐妹们！我爱我的和友苑！

（淑怡）

战胜乳腺癌，我已然走过十八年

我是一名与癌症抗争了18年的勇士！2006年2月的某一天，我在洗澡时无意间发现乳房中有一个硬块，虽然摸着并不痛，但我的心中却充满了忧虑。第二天，我怀着忐忑的心情前往医院进行检查，结果令我愕然——可能是乳腺癌。我无法接受这个结果，于是家人劝我去广东省中医院再做一次检查，但结果依旧是乳腺癌。自从得知这个消息，我整日愁眉紧锁，不愿与人交流，感觉生命仿佛已经走到了尽头，只能无奈地等待死亡的降临。我不禁质问老天，为何对我如此不公，为何要我遭受这样的不幸，我到底做错了什么，要受这样的苦难！医生除了告诉我这个噩耗，还说我的肿瘤太大，需要先进行化疗再考虑手术。经过三次化疗后，效果并不理想，虽然不是最佳手术时机，但为了避免病情进一步恶化，我权衡利弊后决定立即手术。2006年4月7日，我被推进了手术室，接受了乳房切除术。术后，我继续接受化疗和放疗，身体也开始逐渐好转。我也不再那么郁郁寡欢，开始从各个方面调整自己。通过一次偶然的机会，我认识了康复乐园的陆志宏董事长和生命之光协会的郭会长。她们慷慨地分享了自己的抗癌经历，我还有幸观看了生命之光姐妹们的文艺演出。她们对生活的热情、积极阳光的精神深深感染了我，也激励了我。回来后，我和姐妹们商量如何组织一些活动。当时我们只有7到8人，人数虽然不多，但我并没有被困难吓倒。随着身体的逐渐恢复，我开始积极参加各种有关乳腺癌治疗和康复方面的活动，并记录了大量的资料。我把学到的知识应用到调理身体的各个方面，并回来与姐妹们分享。同时，我还组织姐妹们在公园坚持锻炼，开展丰富多彩的活动，带领她们一步步走上康复之路。为了姐妹们的健康，我愿意付出辛勤的努力，姐妹们也都能感受到我的付出，因此我得到了她们的尊敬和信任，她们都亲切地称呼我为梁队长。

2011 年 3 月 8 日，在广东省中医院的领导和张厅长的支持和帮助下，我们成立了和友苑。在这个大家庭中，姐妹们相互关心、互相帮助，共同对抗疾病，充满信心。时光匆匆流逝，不知不觉间已经过去了 18 年，我的身体也恢复得非常好。我首先要感谢广东省中医院乳腺科的全体医护人员，以及和友苑的姐妹们对我的支持和信任。为了姐妹们的健康着想，我会继续传递正能量给姐妹们，帮助她们康复并重新融入社会。让我们携手并肩，共同战胜困难。最后的胜利一定属于我们！

（继红）

定期检查，早期发现，及时治疗

2004 年 5 月，因乳房不适，我前往广东省人民医院进行检查。在进行了 X 线和彩超检查后，医生建议我进行双侧乳房微创手术。术后病理诊断为"乳腺囊性增生"。在广东省中医院乳腺科医生的建议下，我开始了每年的定期复查，并辅以中医药进行调理。然而，由于工作繁忙、加班、出差及家务琐事，初期我并未能严格遵医嘱进行定期复查和调理，只是断断续续地进行了检查。几年后，我被列为高危人群，这才引起了我的高度重视。但遗憾的是，在 2014 年 4 月的复查中，X 线医生在仔细比对后，疑似发现了早期乳腺癌的征兆。尽管内心十分抵触这个结果，我还是咨询了专科医生，他们建议我尽快入院进行手术治疗。于是，在 2014 年 4 月我入住广东省中医院大德路总院，并在 4 月 11 日接受了手术。术后病理诊断为左乳腺浸润性导管癌。万幸的是，由于病情发现得早，我得以保留了乳房。术后，我完成了 6 次化疗和 29 次放疗，并坚持服用他莫昔芬进行内分泌治疗。

仿佛命运在不断考验我。在经历了两次乳腺手术后，我变得非常谨慎，定期复查从不耽误，并坚持中西医结合的方式进行调理。然而，一年后复查时又发现了多发性子宫肌瘤，妇科医生建议手术。当时我感到非常无助，两次手术的经历让我对手术室产生了深深的恐惧，但最终我还是选择了接受手术，并调整了内分泌药物。回想起术后的经历，我深感庆幸能够听从医生的建议，在乳腺癌术后坚持定期复查，及时在肿瘤较小时进行了手术治疗。然而，2017 年 5 月的复查中又发现了淋巴结肿大，这让我感到难以接受，非常担心是乳腺癌的复发转移，内心觉得命运对我太过苛刻。幸运的是，7 月的复查结果显示暂无转移迹象，这让我如释重负。

之后的复查都较为顺利。如今，我已安全度过了 5 年的危险期，这一路上有许多的感受和体会。从发现乳腺癌到康复的过程，我深刻体会到以下几点：

首先，必须要重视定期检查与及时治疗。尽管我可能在基因上存在易感缺陷，但这也让我更加关注身体健康。乳房稍有不适，我便会立即寻求专业医疗建议并进行定期检查。西医学对于早期乳腺癌的治愈率相当高。

其次，选择合适的医院和医生至关重要。幸运的是，自从第一次手术之后，我便一直在广东省中医院乳腺科进行定期复查。他们精心存档了我每一次的检查结果，以便于后续检查时的对比分析。一旦发现病情有任何进展，他们会迅速采取措施，从而提升了乳腺癌的早期干预率。我的主治医生会仔细研究我所有的检查结果，并与我和我的伴侣进行深入交流，以制定最适宜的手术方案，正因如此，我才得以保留乳房。在后续的康复疗程中，主治医生持续关注我的病情，能够及时发现问题，并提出相应的治疗方案与建议，甚至包括提醒我应注意妇科方面的问题。

最后，保持信心是关键，要信赖医院、医生和自己，尽享健康和快乐的生活。尽管康复之路充满曲折，但只要坚持定期复查，在杰出医疗团队的护航下，我们总能战胜困难，最终踏上健康的人生道路。

（建宇）

病后的反思

2012年6月初，我进行了X线检查，结果提示可能存在乳腺癌的风险。我果断决定，即刻入院接受了根治手术和化疗。至今已经过去十多年，按照医学标准，我早已达到临床治愈。回顾自己的康复历程，我深有感触，心中也满是愧疚，因为我曾经那样忽视自己的身体。在患病后，我不断反思，究竟为何会患上乳腺癌？其中的缘由是什么？这些问题一直萦绕在我的心头。当我以志愿者的身份走进病房，与病友们交流时，我发现她们也有着同样的疑惑。带着这些问题，我四处探寻答案，并积极参加和友苑组织的各类讲座。通过学习和了解，我终于明白，癌症的发生其实与诸多因素有关，其中一些是我们无法掌控的，比如环境、化学物质、物理因素、生物因子，以及遗传基因等；然而，也有许多因素是我们可以通过自身努力来调控的，比如我们的身体状况和性格特点。

首先，我要为自己的过往行为忏悔，因为我曾经那样不珍惜自己的身体。在生病之前，由于工作的巨大压力，我常常感到焦虑和紧张。然而，工作的责任感和使命感却驱使我像陀螺一样不停地旋转，我把自己对企业的贡献看得过重，认为自己无可替代。那时，我把工作视为重中之重，其他一切都显得微不足道。吃饭仅仅是为了填饱肚子，熬夜加班成了家常便饭，我甚至觉得带病坚持工作是一种荣耀。对于身体上的不适，我从未真正在意过。无论是因青光眼被迫住院，还是因咽喉问题需要手术，我的唯一念头就是尽快治疗、尽快回到工作岗位。如今回想起来，我当时的想法和行为真是荒谬可笑。身体的不适其实是一种警告，提醒我们需要关注它。如果我们无视身体的需求，让它超负荷运转，这无疑是对它的虐待，最终我们将自食恶果。我曾经因为乳腺癌术后的化疗反应而痛苦不堪，生不如死。幸运的是，我坚持了下来，才得以康复并走向新生活。因此，我们要学会聆听身体的声音，及时察觉不适和疲劳，并给予它适当的休息和调养。只有劳逸结合、真正关爱自己，我们才能远离癌症的阴霾。

接下来要悔过的，便是我那些不良的性格特点。虽然癌症的确切病因尚未明确，但环境、生活方式和情绪状态都与其紧密相关。我性格中固有的急躁、焦虑和挑剔，使得我做事总是匆匆忙忙，无暇休息，神经时刻紧绷，难以得到真正的放松。我总是期望能让领导、同事和家人都感到满意，但这种追求完美的心态却让我疲惫不堪。这些性格特质，很可能就是诱发我罹患癌症的重要因素之一。事实上，在癌症降临前的几年中，我对工作的热忱已然消磨殆尽，每天都像是被迫去上班，这种状态或许打乱了身体的内在平衡，导致了一系列生理功能的紊乱，免疫力也随之下降，最终诱发了癌症。

2015 年 1 月 6 日，备受瞩目的明星姚贝娜因乳腺癌离世，这一消息对我产生了极大的震撼。姚贝娜是我非常喜爱的一位歌手，我平时也会关注她的新闻报道。我印象最深刻的是她在一次采访中所说的"希望最后留给观众的，是一个比较完美的我"。她对完美的追求与我是如此相似，然而，她最终却为此付出了生命的代价。这件事让我开始深刻反思自己的性格。虽然俗话说"江山易改，本性难移"，要改变不良的性格并非易事，但我决心努力去觉察自己的反应，并及时进行调整，只有这样，我才能稳步前行，在康复的道路上不断迈进。

我衷心希望，我的经历能让更多的姐妹们认识到身体和性格的重要性，及时调整自己，从而一同奔跑在通往康复的"康庄大道"上。

（广平）

康复路，亦是感恩路
—— 一位和友苑骨干的抗癌心路

在我人生的甲子之年，突如其来的乳腺癌让我措手不及。我选择前往广东省中医院乳腺科接受治疗，幸运的是，我从死神的魔掌中挣脱了出来。更因这场疾病，我有幸结识了一群与我同病相怜的姐妹，我们彼此扶持，共同抗击病魔，不知不觉已走过了多个年头。在康复的旅程中，我经历了从迷茫被动到积极主动的心路历程。此刻，我愿将这段经历和感受与姐妹们分享。

最初，我处于被动治疗阶段。在医院进行 X 线检查的那天，我被告知可能患有乳腺癌，次日的彩超检查又提示可能有转移。面对这一连串的打击，我整个人陷入了茫然。在我还未完全明白事情的严重性时，就已经开始了一系列的治疗，包括手术、化疗、放疗和靶向治疗。那段时间，我每天都恍恍惚惚，感觉自己像是被一股无形的力量牵引着进行治疗。术后，我情绪低落，郁郁寡欢，不愿外出。每天愁眉苦脸，情绪波动极大，甚至会无理取闹，乱摔东西。我曾一度觉得人生无望，自杀的念头时常浮现，始终难以摆脱癌症的阴霾。直到有一天，病房的清洁工阿姨安慰我："别怕，我在这里工作好几年了，这里的医疗水平很高。你就放心接受治疗吧！在癌症中，乳腺癌的治愈率还是相对较高的。"听了她的话，我如释重负，心情一下子明朗了许多。恰在此时，同学向我介绍了和友苑这个组织。加入其中后，我结识了许多有着相同经历的姐妹，她们的乐观和希望感染了我，让我重新燃起了对生活的渴望。我暗暗告诉自己："我可以掌控自己的身体！"

随着希望的重新点燃，我逐渐进入了主动康复阶段。通过参加和友苑举办的各种活动，我收获颇丰。尤其是参加了广东省中医院与广州中医药大学联合举办的《能量医学·心身医学·自然医学试验课》后，我更是受益匪浅。之后，我还有幸参加了在北京举办的第五届全球华人乳癌病友组织联盟大会。这两次学习经历不仅给了我巨大的勇气，还让我深刻体会到了"山重水复疑无路，柳暗花明又一村"的意境。我对乳腺癌的认识变得更加清晰，以前对疾病的未知恐惧也烟消云散。因为我发现，现在的治疗手段多种多样，生病并不可怕。在抗争的过程中，我还结识了许多同路人，感受到了来自社会各界的支持和公益团队的关心。在大家的陪伴下，康复之路并没有想象中那么艰难。

那段时间，我沉浸在书海中，得到了和友苑的大姐和领导张厅长的鼎力相助。我细读了潘肖珏的《我们该把自己交给谁》、郝万山的《不生气就不生病》、何裕民的《生了癌，怎么吃》等诸多佳作。特别值得一提的是，陈前军主任所主编的《乳房健康：从改善生活方式开始》自入院那天起就成为我的良伴。我从这本书中汲取了对乳腺癌的深入了解，并从中获得了深刻的启示。我逐渐领悟到，保持积极乐观的心态至关重要，因为开朗的心情能让气脉通畅，使人心灵归于宁静。在放下心理负担、调整心态后，我坚持定期体检，每次都顺利过关。为了提高自身免疫力，我开始注重饮食调理，摒弃了过去的偏食习惯；同时，我坚持中药调理，定期进行体检，一旦发现问题就及时就医，并迅速寻求专业医生的帮助。此外，我还养成了坚持体育锻炼和户外活动的习惯，以保持良好的生活方式。

在康复的道路上，我不再仅仅满足于主动应对，而是踏入了进取的新阶段。得益于广东省中医院乳腺科医护人员的精心治疗，以及和友苑大家庭的温暖支持，我积聚了战胜病魔的信心和勇气。秉承着"爱出者爱返"的信念，我经常思考如何回馈这份爱。出于感恩之心，我决定让更多人了解和友苑。于是，我与其他志同道合的人士共同发起，与几位姐妹一起筹划将和友苑联谊会发展成为一个被社会认可的公益社团组织。经过大家的共同努力，和友苑顺利在越秀区民政局注册，并更名为"广州市越秀区和友苑粉红丝带协会"，正式成为一家公益团体。虽然整个过程紧张忙碌且颇费心力，但我无怨无悔，甘之如饴。我有幸被推选为秘书长，这不仅是对我的一种荣誉认可，更是一份沉甸甸的责任。如何充分发挥这个平台的作用，为更多姐妹提供服务，成为我在康复路上的新挑战。

最后，我想对姐妹们说，罹患癌症确实是不幸的，但我们可以通过自己的努力来抗击病魔。在战略上，我们要藐视它；在战术上，我们要重视每一个细节，绝不能掉以轻心。营养、心情、运动和休息，这些都是我们战胜疾病的法宝。祝愿大家早日学会调适心情、走出阴霾、战胜病魔，在康复的道路上与癌症和平共处。愿健康永远与我们同在！让我们给生命增添更多的日子，给日子注入更多的生命力！

（蕙茗）

罹患乳腺癌后，丈夫成了我人生的指路明灯

2008 年 9 月 27 日，那个日子深深地烙在了我心底。术后苏醒，我急切地想知道我的乳房是否安好。尽管术前已有心理准备，但内心仍存一丝奢望。当看到病床边的丈夫，失落、悲伤与痛苦交织在心头。我才四十岁，却已丧失一侧乳房，未来的夫妻生活该如何面对，我茫然无措。我们还年轻，夫妻间的亲昵本是生活的一部分，然而此刻的我已不再完整，自卑与无助笼罩着我，每日愁云满面。

终于，我鼓起勇气向医生咨询了夫妻生活的问题。医生解释说，只要

根据康复情况适当调整，夫妻生活仍然可以维系。然而，当真正与丈夫相视时，我却胆怯了，因为我不知道如何以这样的自己去面对他。他察觉到了我的顾虑，没有言语，只是用耐心的陪伴和不断的鼓励来支持我，体贴地熄了灯。

回想起术后的日子，丈夫的关怀无微不至。化疗期间我食欲不振，他便每餐变换菜谱，只为让我多吃一口。每天清晨，他早早去市场选购新鲜食材，精心烹饪后才去工作。临出门前，总不忘叮嘱我按时服药。无论多晚回家，他都会细心地照料我。每次复诊换药，他始终陪在我身边。

看着身边这个为了我和儿子操劳而显得苍老的丈夫，我深感他为这个家付出了太多。他也需要关爱，也需要释放压力。想到这里，我含泪紧紧抱住了他。

当医生建议我切除子宫以减轻内分泌药的副作用时，我初时极力反对。乳房和子宫都是女性的象征，我无法接受这样的切除。但丈夫的温柔安慰给了我力量，最终我选择了手术。他告诉我，无论我的身体如何变化，只要我活着，对他和儿子来说就是最重要的。我由衷感激丈夫这些年的坚守与陪伴，他让我重新找回了作为女人的自信。如今，我们的夫妻关系比以往任何时候都更加融洽。

每次外出旅行，丈夫总会每日通过电话或微信联系我，叮嘱我注意安全，切勿过度劳累。尤其难忘2017年7月的一次，我参加了和友苑组织的梅县区两日游，不巧遭遇台风暴雨。他从新闻中得知我们必经之路的高速上发生了车祸，于是一直心系我的安危，频频询问情况。回家后，他仍絮絮叨叨，关切之情溢于言表，这份深情让我感动。我情不自禁地对他说道："此生能遇见你，是我最大的幸运！愿来世还能与你相遇，换我悉心呵护你！"

我们共同走过了不少坎坷，但正是这些经历让我们的夫妻关系愈发融洽，也坚定了我康复的信念。我深有感触：当生活中的阴霾遮蔽了阳光，我们为何不自绘一道绚烂的彩虹呢？无论境遇如何，我们都应勇敢面对，释放内心的恐惧和压力，采纳医嘱，敞开心扉拥抱美好的生活。姐妹们，让我们携手共进，迎接更加灿烂的明天吧！

（梅）

新年共欢庆，医患心相连

——和友苑首次大型活动纪实

1月7日，新年伊始。虽然天空依旧被阴霾所笼罩，但这并未能阻挡姐妹们参加聚会的步伐。十点半时，来自四面八方的朋友们纷纷汇聚于广州市东海湾酒家。签到、领取礼品、纷纷入座，现场气氛热烈非凡。此次聚会吸引了250余位嘉宾，创下了和友苑历次活动的最高人数纪录。

聚会由和友苑常务副会长张老师主持，"和友苑辞旧迎新大会"在欢乐祥和的氛围中正式开幕。首先，广东省中医院原乳腺科的刘主任发表了温馨的贺词。紧接着，病房探访组、"开怀学堂"（现"和友学堂"）项目组、宣传服务组、微信管理组、合唱团、舞蹈队，以及越秀山竹林活动组的负责人和核心成员们，纷纷登台，详细汇报了过去一年的工作成果。随后，会长和监事会长分别向大家呈现了协会过去一年的工作总结与财务报告。在此之后，我们敬爱的协会创始人张厅长对和友苑的工作给予了高度评价，并向所有姐妹送上了新年的美好祝愿。同时，她还为病房探访组的成员们颁发了荣誉奖品，全场爆发出持久而热烈的掌声。午宴也随之愉快开始。

在品尝美味佳肴的同时，大家还欣赏了各个活动组带来的精彩演出。演出在《共圆中国梦》的美声小组唱中优雅开场，其中《一个迷失苹果的救赎》这一节目尤为引人注目。去年九月，该节目在上海举办的"第六届全球华人乳癌病友组织联盟大会"上赢得了广泛赞誉。这个深情的故事深深打动了在场的每一位姐妹，许多人感动落泪。整场演出节目丰富多样，既有充满活力的健身操，又有抒情柔美的舞蹈《烟花三月》等。值得一提的是，我们特邀了广东省外语艺术职业学院的李贞老师来指导合唱团，她不仅提供了宝贵的指导，还无偿为我们提供了训练场地。同时，刘晨光和苏雪贞两位老师也坚持义务教学，他们的辛勤付出极大地提升了合唱团的整体水平，使合唱团在多次文艺演出中崭露头角。这些老师的无私奉献不仅增强了姐妹们的信心，也为整场演出增添了绚丽的色彩。最终，在《爱在天地间》和《和友苑之歌》的嘹亮歌声中，这次盛大的聚会画上了圆满的句号。

　　"和友苑辞旧迎新大会"圆满落幕，园林中，姐妹们仍聚在一起热切交谈，更有众多姐妹争相与白衣天使们合影，以留下珍贵的记忆。微信群内亦是热闹非凡，大家畅所欲言，抒发着内心的感动："我就如一只曾折翼的燕子，自广西远道而来……""和友苑宛如一个温馨的大家庭，这里的许多姐妹都曾历经生命的严冬，但在这个充满爱的避风港中，有了如天使般医护人员的细心照料，我们每一朵生命之花都重新焕发了青春的光彩，散发着馥郁的芬芳！""今日的活动筹划得周到细致，全程有条不紊，氛围既热烈又欢快，令人动容。在病友们的身上，你看不到丝毫的痛苦与阴霾，只有源源不断的生命力与希望……""今天的聚会真是精彩绝伦，令人振奋！愿我们每个人的未来都能更加绚烂，身体健康！让我们携手传递正能量，温暖每一个心灵。"姐妹们对和友苑这个温馨的大家庭流露出了深深的眷恋与热爱，而这正是广东省中医院对患者深情关怀的缩影。在这个"医患同心，相互扶持，共同抗癌"的平台上，我们共同收获了爱与希望。除了疫情特殊时期，和友苑每年都会如期举办这样温馨的辞旧迎新聚会，真正展现了医患一家亲、新年同欢乐的和谐氛围。

（紫葳）

第四章
志工篇

今生与和友苑的缘

2010 年 9 月 30 日，那天天朗气清，但我的心头却如乌云笼罩。正是在那一天，我收到了乳腺癌的诊断书。之后，我便开始了手术与康复的漫长旅程。在康复期间，我得知了"广东省中医院和友苑联谊会"的存在。这个于 2011 年 3 月 8 日成立的组织，旨在为乳腺癌患者与医护人员构筑一座沟通的桥梁。能够成为这个大家庭的一员，我深感荣幸。在这个平台上，我们可以畅所欲言，分享康复的心得，同时医护人员也会为我们提供宝贵的治疗信息。加入后，我积极参与和友苑合唱团和舞蹈队的各项活动，并有幸被选为舞蹈队长。这些活动不仅帮助我逐渐调整了心态，也使我的生活更加丰富多彩。从那时起，我便深深地爱上了和友苑这个大家庭，因为它赋予了我重生的希望和勇气。

随着和友苑的不断壮大，我们的平台也日益完善。我们有机会与国内外的乳腺癌组织进行交流与学习，这激发了我成立"和友苑粉红丝带协会"的灵感。在广东省中医院领导和乳腺科的张厅长，以及郭主任的鼎力支持下，我与张老师、惠苔共同肩负起了这项使命，并向当地民政局递交了申请。终于，在 2016 年 3 月，我们获批注册成立了"广州市越秀区和友苑"这一公益社团组织。我由衷感激姐妹们的信任，并荣幸地当选为第一届会长。自此，我将自己的重心转向了和友苑，从一名参与者蜕变为管理者。和友苑就像我的家，我深爱着它，并立志要守护好这个家，为姐妹们提供周到的服务。这是我的理想，也是我快乐的源泉！

协会成立后，得益于和友苑的贴心服务，我们吸引了众多病友的加入。从最初的几十人发展到如今的上千人，我们不断完善管理架构，成立了多个项目小组，包括合唱团、舞蹈队、病房探访组、宣传服务组、微信管理组、"开怀学堂"（现为"和友学堂"）项目组，以及竹林活动组，并分别指定了负责人。

与和友苑的相遇是缘分，与它同行则是幸福。看到姐妹们在和友苑中找到快乐，我也深感满足。缘分是一种心灵的契合，是一种一见如故的亲切感。是命运将我与和友苑紧紧地联系在了一起。我感激和友苑赋予我战胜病魔的勇气和力量，并让我有机会在抗癌的群体中为更多的姐妹提供服务。我会珍惜这份难得的缘分，并以宽容和豁达的心态去面对生命中的每一个人和每一件事。

衷心感谢广东省中医院乳腺科为我们搭建了和友苑这一乳腺癌病友的交流平台，让我与它结下了不解之缘。

（玉珍）

题记：张老师是和友苑中一位特殊的志愿者，她既非医护人员也非患者。退休后加入和友苑的她，因出色的管理能力而被推选为副会长。她积极参与舞蹈队、合唱团，以及和友苑的核心管理工作，为推动和友苑的发展作出了重要贡献。

我与和友苑

在我人生的旅途中，有幸与一群不凡的姐妹们结缘。是她们，让我变得更加坚强、乐观与包容。

退休后，我因缘际会来到了和友苑。最初，我仅是出于对老领导的敬意和退休后的闲适之心而加入。然而，随着时间的推移，我被这些姐妹们的坚毅与感恩之心深深打动。我逐渐融入了这个温馨的集体，与她们一同分享欢笑，感受生活的甘甜。

这些姐妹们都是曾在广东省中医院乳腺科接受治疗的乳腺癌康复者。她们心怀善意，历经磨难后更懂得如何去帮助他人，如何携手共进面对未来。她们怀着一颗感恩的心，每天欢聚一堂，载歌载舞，让生活的每一天都充满阳光。

病房探访组的志愿者姐妹们尤其让我感动。她们每周两次走进广东省中医院各分院的病房，为那些需要帮助的患者送去心灵的慰藉，陪伴新确诊的患者度过手术、化疗等艰难的治疗过程。她们的角色，医护人员无法替代；她们的付出，不求任何回报，甚至还要自掏腰包支付交通费用。她们的无私奉献，着实令人动容！

2016 年 3 月 8 日，和友苑正式注册成为越秀区民政局认可的社团组织，我有幸被选为协会的常务副会长。感谢姐妹们的信任与支持，我将竭尽全力为和友苑贡献自己的力量，为姐妹们提供更加贴心的服务。愿我们的和友苑蓬勃发展，愿每一位姐妹都能笑对人生，活出精彩！我深深地爱着你们！

（张老师）

施比受更有福气

在和友苑的姐妹群体中，我们经常能看到一个忙碌而勤快的身影，那就是肖处。她面容白皙清秀，脸上总是洋溢着亲切的笑容。在各种活动和聚会中，她热心地为我们姐妹们拍照，记录下每一个美好瞬间。肖处不仅是我们的大志愿者，还是和友苑的名誉副会长，即使退休后也依然坚守岗位。她满怀爱心与感恩，积极履行着爱的承诺。

和友苑初创之时，面临着重重困难，正所谓"万事开头难"。肖处长与张厅长不辞辛劳，奔波于各个单位之间，筹措活动经费，力求以最经济的预算达成最佳的效果。

每当和友苑举办活动，肖处长都会主动承担起拍照的职责，并精心制作微信相册以供大家回味。在骨干会议上，她忙碌地泡茶递水，搬动桌椅，整理资料，确保会议的顺利进行。当大家忙碌完毕坐下休息时，她又会细心地为姐妹们准备丰盛的美食，让大家享受片刻的轻松与惬意。

回首 2014 年，和友苑曾组织十多位姐妹前往北京参加第五届全球华人乳癌病友组织联盟大会。为了让姐妹们在紧张的会议之余得到放松，肖处长提前规划行程，精心安排了旅游团队，为我们带来了一次难忘的坝上草原之旅。

时光荏苒，到了 2015 年年底，和友苑计划在地方民政局注册，但面临没有合适场所的难题。就在大家一筹莫展之际，肖处长毫不犹豫地与家人商议，决定借出自己的房产证，将自家房屋作为和友苑的办公场所。虽然最终因注册场所的其他要求而未能使用肖处长的房子，但她依然忙前忙后，为和友苑的注册事宜竭尽全力。

2016 年初春，经过批准，广州市越秀区和友苑正式成立。在成立大会上，姐妹们欢聚一堂，载歌载舞，舞台上洋溢着欢声笑语。肖处长特邀广东新华影视文化艺术中心为我们的活动拍摄了一套珍贵的录像，并精心制作了宣传片《感恩·相伴·共创健康美丽的人生》与《和友苑宣传片》。

同年 8 月，我们即将踏上前往上海的征程，参加第六届全球华人乳癌病友组织联盟大会，然而资金问题成为我们的拦路虎。尽管姐妹们都愿意自筹资金参加这次盛会，但庞大的开销仍让我们感到力不从心。在这关键时刻，肖处长不辞辛劳地联系团队寻求赞助，以确保我们能够顺利参会。在大会上，我们表现出色，荣获了多项奖项，演出的节目也赢得了广泛赞誉。这一切的成就都离不开肖处长的辛勤付出与无私奉献！

作为公益志愿活动的积极推动者，肖处长以爱的名义发声，用实际行动支持和关爱社会中的弱势群体。她的崇高精神值得我们每一个人学习和尊敬。肖处长常常挂在嘴边的一句话是"施比受更有福气"，愿她永远沐浴在幸福之中，身体健康、心情愉快！

（紫葳）

志工的力量

2015 年 1 月 28 日，我回到温暖的"娘家"和友苑，参加了一场意义非凡的志愿者培训学习班。这次培训由经验丰富的乳腺科郭主任亲自主持，同时，我们敬爱的张厅长、肖处长、和友苑的梁队长，以及其他和友苑的姐妹们也莅临现场，共同学习。

培训内容丰富多彩，郭主任、黄护士长、周护士长，以及和友苑的李会长分享了他们在上海学习培训中的宝贵经验和深刻感想。特别是李会长的分享，让我深受触动，对志愿工作有了更深的理解。我明白了，志愿者不仅要有爱心，更要用实际行动去表达这份爱心，去关怀和帮助他人。

黄护士长详细讲解了与患者沟通的技巧和病房探访的注意事项，强调志愿者要做好探访记录并建档造册，这些细致入微的指导让我受益匪浅。同时，我也深刻认识到，要成为一名合格的志愿者，不仅要有热情，更要有专业素养，要能够在探访过程中摒弃负面情绪，以积极向上的态度感染病房中的姐妹们。

周护士长的话深深印在我的心中："做志工要充分发挥自己的才能，让我们的爱心在服务中真正发挥作用。"是的，志愿者工作并非只是简单的付出，而是需要根据不同对象的需求，提供个体化、有针对性的服务，这样才能真正帮助到他人。

在培训过程中，我还看到了新发患者蜷缩在病床上的无助，心痛之情油然而生。我也曾经历过类似的困境，所以能深刻体会到她们此刻的感受。然而，幸运的是，有和友苑这样的组织存在，它帮助我走出了困境，重新找到了生活的光明。我坚信，只要生命还在，一切问题都有解决的可能。

此外，我还有幸认识了令人敬仰的张厅长。她虽然已年过七十，但精神矍铄，学识渊博，像一位充满智慧的老学者。更令人敬佩的是，她还是一位经历了十几年抗癌历程的"老战士"。她的存在让我看到了希望，她就像是我抗癌路上的指路明灯。我也要像她一样，成为抗癌之路上的"勇士"。

这次培训让我深刻认识到志工的力量是无穷的，我们不仅可以通过自己的行动帮助他人，更能在服务中找到自己的价值和意义。我坚信，只要我们齐心协力，就能为这个世界带来更多的温暖和希望。

榜样的力量是无穷的。我趁着张厅长在住院部整理东西时，敲门而入。她牺牲了午休时间，陪我交谈。她以细腻温柔的语调解答我的疑惑，如慈母般抚慰我忐忑的心灵。她的话语犹如春风，激励我重拾信心，勇敢迈向康复之路。她那句"癌症≠死亡"的箴言，让我深受启迪。自那以后，我有幸找到了一个新的家园——和友苑。在这里，有像张厅长、郭主任、刘主任等乳腺专家作为我们的引路人，为康复之路保驾护航。同时，也有众多姐妹携手相伴。我下定决心，要以坚强乐观的心态迎接命运的挑战，用这份力量去鼓舞和帮助新发患者，助她们早日驱散阴霾。传递这份人间大爱，我深知爱她们也是爱自己，让我们共同展现"爱"后的绚烂人生。

张厅长的志愿服务经历让我深刻领悟到志愿服务的无穷力量。在迷茫无助时，得到非亲非故之人的援手，就如同溺水者抓住了救命的稻草。正是手术后那段短暂而艰难的时光里，我感受到了群体抗癌、相互扶持的温暖力量，才铸就了如今我阳光般灿烂的生活。志愿服务赋予了我勇气、力量和新生，它同样也能为其他姐妹们带去这些宝贵的礼物。我渴望加入志愿者的行列，效仿张厅长去帮助更多需要帮助的人。我衷心希望姐妹们能与我一起加入和友苑，共同传递这份爱心，为新患者姐妹们提供关怀与支持，缓解她们的痛苦，给予她们勇气和力量，帮助她们尽快融入社会，重返家庭。让我们携手并肩，共同投身志愿服务的崇高事业吧！

"这是心的呼唤，这是爱的奉献……只要人人都献出一点爱，世界将变成美好的人间"。人人为我，我为人人，让我们共同创造一个充满爱与快乐的美好世界！

（兵兵）

病房探访的知识与技能

在当今社会，爱与关怀的匮乏被视为比癌症更为严重的全球性疾病。药物虽能治愈肉体的创伤，但唯有爱才能疗愈心灵的痛苦与绝望。关怀的形式多种多样，或许是一双倾听的耳朵，一道关切的目光，一双温暖的双手，甚至是一个温情的拥抱。只要我们心怀怜悯，这些爱的表达便会自然而然地流露出来。持续不断的关怀，不仅能为病患及其家属带去莫大的慰藉与鼓励，更能提升探访志愿者的综合素养，吸引更多新志愿者的踊跃参与。

为确保探访志愿者的专业素养和服务质量，和友苑定期开展培训活动。培训内容涵盖团体辅导与小组讨论，通常由具备两年以上探访经验的师姐们引领新加入的师妹们，从多个角度深入剖析探访乳腺癌患者的实战技巧与心得体会。我们会教授最基础的关怀技巧，让志愿者们在正面接触时能够给予对方温暖与尊重。同时，我们将深入探讨倾听与回应的艺术，特别是在处理敏感话题时的应对策略。此外，我们还将深入了解同理心的内涵，以及病患对关爱的真实需求。

在培训过程中，我们还会传授与病患沟通的技巧，以及如何恰当地进行自我介绍。同时，我们会重点强调志愿者在病房探访时应遵守的规范、纪律和细节注意事项。为确保探访前的充分准备，我们将详细介绍探访前的准备事项和应遵守的规则，以及探访过程中可能遇到的问题及应对策略。例如，当遇到不愿交谈的病患或在探访过程中病患流泪时，我们应如何妥善处理。为更好地关怀病患，及时记录探访情况也至关重要，因此我们将重点关注《病房探访个案关怀记录表》的填写与使用。

培训内容的丰富性与实用性，以及培训姐妹们的专注与投入，让在场的每一位培训者都深受触动。她们更加深刻地体会到这项工作的重要性与意义，尤其是新加入的师妹们更是受益匪浅。我们将继续不懈努力，将病房探访工作推向一个崭新的高度！

（和友苑秘书组）

和友苑，为你吟唱温暖的旋律

《和友苑之歌》的悠扬旋律起始处便如此吟唱："人生如歌，歌有起伏，生命似河，河有浅深。熬过严冬，便会迎来报春的梅花盛开。"这首歌曲，正是一群从人生低谷中勇敢站起的乳腺癌康复者们共同的心声。我，作为探访志愿者队伍中的一员，根据既定计划，与团队负责人并肩，踏上了前往广东省中医院大德路总院的探访之旅，此行目的是看望一位58岁、正在与乳腺癌复发抗争的患者。

在与值班护士的细致交流中，我们得知患者对外界持有一定的抵触情绪，但经过我的初步观察，她似乎是个愿意倾诉的人。那位细心的护士，通过观察患者与家人的日常互动，为我们提供了探访的指南。当我们踏入病房时，患者对我们的造访显得并不友善。然而，当我们向她透露，我们亦是与乳腺癌有过交锋并正走在康复之路上的战士时，她的眼神逐渐变得柔和。听闻志愿者姐姐已成功跨越了 10 年的康复历程，患者的目光中更是闪现出热切与希望。她向我们娓娓道来了自己的抗病经历：2015 年 5 月，她接受了右乳切除手术，但不幸的是，在短短的一年半中，癌症复发并出现了转移。一旦打开话匣子，患者便显露出了她健谈的一面，她能够条理清晰地与我们交流，并对于按照医嘱进行规范治疗持有正确的认知。为了不影响患者的休息，我们在她依依不舍的目光中，结束了此次探访。

就在我们脱下志愿者马甲之际，一对正在医院接受化疗的夫妻急匆匆地拦住了我们。他们面带焦虑，语速急促，面色因紧张而微微泛红。"上次手术期间，你们志愿者给予了我莫大的支持，可惜当时没有留下联系方式。"我们听后，即刻耐心地为他们解答心中的困惑，夫妻二人连声道谢，感慨自己的幸运，能再次遇见和友苑的志愿者。就在我们着手填写《病房探访个案关怀记录表》时，又被另外三位寻求帮助的人打断。显然，她们还未完全接受自己罹患乳腺癌的事实，但她们仍然详细地咨询了住院期间的各项注意事项，以及出院后如何重新融入社会、恢复往日容颜。填完表格，回想起今日所遇的这三位患者，我们深知，作为志愿者，我们虽缺乏医学专业知识，但我们所经历的共同挑战与今日的健康状态，正是赢得患者信任的基础。和友苑所提供的规范化探访培训，无疑为我们打开患者心扉创造了前提。这是我首次参与探访工作，目睹了患者对和友苑志愿者的深厚信任，我的心中也涌动着无尽的感动。

回家的路上，《和友苑之歌》的旋律在我脑海中久久回荡："让我们紧紧相拥，让心中洒满阳光，共同分享生命中的美好时光。"的确，和友苑愿为每一位乳腺癌患者唱响那首充满温暖的希望之歌。

（品三三两两）

在病房探访培训中，我们汲取了知识与力量

与你同行的深情关怀，并非仅仅停留在文字层面，我们的病房探访团队成员们已将其深刻践行于每一次探访活动之中。

就在昨日，我们病房探访的全体姐妹们共同参与了一场深入的培训。培训内容涵盖了多个方面：①借鉴香港同行的宝贵经验，全方位关注患者的身体、心理、社交及精神需求。②分享上海第六届全球华人乳癌病友组织联盟大会的丰硕学习成果。③总结并提炼我们的探访实践经验。在培训中，姐妹们热情高涨，积极发言，提出了以下几点关键体会：首先，我们需要全神贯注地倾听、深入关心每一位患者；细心观察，洞悉他们的隐忧与期盼；以倾听者的身份，赢得患者的深厚信赖。其次，我们要以真挚的态度对待患者的每一种情绪，尊重他们的言行举止；鼓励他们发掘内在的力量，与他们携手共进，在相互扶持中实现康复的目标。再者，我们要将全球华人乳癌组织联盟大会的理念落到实处，让我们的每一次行动都传递出爱与希望的信息。最后，我们对病房探访的纪律和注意事项进行了再次强调。这场充满互动的培训课程，助力我们不断成长。

探访工作不仅让我们实现了康复后的自我价值，更教会我们珍视生命、保持积极向上的心态。在倾听、沟通与学习康复知识的过程中，我们被爱与亲情深深打动，相互勉励，共同进步。

我们是一支无私奉献、充满活力的爱心团队。我们不求他人的铭记，只愿用我们的爱心去温暖每一位姐妹，为她们带去信心、慰藉、力量和希

望。她们脸上重新绽放的笑容，便是我们价值的最好体现。所有的付出都是值得的，都是有深远意义的。我们将继续学习、不断总结，推动探访工作持续进步，让更多的姐妹感受到这份深沉的关爱与温暖。

经历过风雨的洗礼，才能见证彩虹的绚烂。只有不断强大自我、积极面对生活的挑战，我们的世界才会充满阳光。对所有姐妹们，我们衷心地说一句：你们所经历的今天，是我们曾经走过的昨天；而我们所拥有的今天，也将成为你们值得期待的明天。让我们伸出爱的双手，紧紧相拥，共同创造一个更加美好的世界！

（小青青）

心的力量，心的自助

—— 一场让我们倍感轻松的心理讲座

生病之后，我们常常会感觉到，不仅是身体遭受了病痛的侵袭，心理上也承受着重重的压力。为了帮助我们更好地应对这些挑战，乳腺科与和友苑携手举办了第五次活动，并有幸邀请到了鲁老师来为我们带来一场专题心理讲座。讲座的主题是"善用心的力量，坦然面对身体的改变"。

鲁老师的讲座内容既简洁又贴切，她详细阐述了患癌后的心理变化过程，包括否认、愤怒、无奈悲伤，以及如何逐渐接受现实，并积极配合治疗。她耐心地引导我们学会自我调节，接受身体的改变，并深刻指出："人生或许会遇到失败，但绝对不能轻言放弃。"她的话语深深触动了我们的内心，让我们意识到"心的力量，心的自助"才是我们战胜困难的关键。

面对疾病，鲁老师鼓励我们要积极思考其背后的意义。虽然生命的长度不是我们能够完全掌控的，但我们可以通过自己的努力来拓宽生命的宽度。她敦促我们要勇于改正自己的坏脾气和不良习惯，学会在生活中寻找放松和享受简单的快乐，同时珍惜与家人的每一刻相处。鲁老师的教诲让我们深刻体会到，无论身体承受怎样的病痛，我们的精神始终要保持坚强和正常。

讲座的最后，鲁老师还亲自指导我们进行了音乐放松治疗。这一环节受到了姐妹们的热烈欢迎和高度评价，大家都对这种方法赞不绝口。

讲座结束后，与会的姐妹们依然沉浸在鲁老师的精彩分享中，大家纷纷围上前去与她继续交流心得。看到姐妹们求知若渴的眼神和满腔的热情，我深受感动。我相信，只要我们医患同心，共同努力，康复之路一定会越走越宽广！

（紫葳）

助人是我的快乐之源

患病是无法预选的，但关键在于我们如何从病痛的阴霾中走出来，重新找回信心和勇气，以积极的心态面对生活。几年前，我有幸参加了两届全球华人乳癌病友组织联盟大会，这些经历引发了我对患病后生命真谛与价值的深沉思考。尤其是当我参与探访工作后，看到患者们从我们的亲身经历中寻觅到希望，学会自我鼓舞，重燃信心之火，我的内心深处涌现出无尽的喜悦与感激。

其中，有一次的探访经历令我难以忘怀。我与萍姐一同前往广东省中医院，去探访一位新近被诊断出乳腺癌的患者。当我们踏入病房的瞬间，她瞥见我们身着的志愿者服饰，眼眶中顿时泛起了波澜。我们静静地站在她的身旁，递上纸巾，轻柔地抚慰她的肩膀。随着时间的推移，她的情绪逐渐平稳，开始主动向我们叙述她的坎坷经历。

她年约五旬，早年便与家人来到广州打拼，经营着一家餐馆，生活尚算富足。但不幸的是，她的丈夫因病离世，留下母女俩相依为命。就在女儿长大成人，准备踏出国门追寻梦想之际，她却被诊断出患有乳腺癌。迫于经济压力，她不得不放弃了昂贵的靶向治疗。而她的女儿，为了照顾母亲，也毅然放弃了出国的机会，始终陪伴在她的身旁。

经过一段化疗的艰辛历程，她曾以为自己已经战胜了病魔。然而，两年后的一次复查却发现了病灶的转移。这一沉重的打击让她几乎崩溃，因为她原本期待着康复后能让女儿继续追求梦想，但现实却再次将这一愿望击碎。对女儿的愧疚与自责像一把利刃，深深地刺痛着她的心，甚至让她多次萌生了轻生的念头。

我们静静地聆听她的故事，待她倾诉完毕，便耐心地劝解与宽慰她。我们以真挚的情谊触动她的心弦，恳切地对她说："生命无比珍贵，值得我们好好珍惜。只要您全力治疗，悉心调养，亲人最终会明白您的苦心。给孩子一个成长的空间吧，他们会逐渐成熟、强大，成为您的坚实后盾，给予您无尽的关爱。只要生命不息，希望就永存！"我们的劝慰让她陷入深思，她逐渐领悟到生活的真谛，并承诺会积极面对治疗。她连声道谢，并斩钉截铁地说："从今往后，我不会再轻易流泪。为了我的女儿，我会勇敢地活下去！"那一刻，我也被她的坚毅所打动，转身悄悄拭去眼角的泪水。患者带着微笑目送我们离开病房，那笑容深深刻在我的心中。后来，护士告诉我她的康复进展得很顺利，这让我倍感欣慰。那温暖的微笑成为我前进的动力，坚定了我成为一名杰出志愿者的信念。

如今，能以自己的微薄之力为众多病友提供帮助，我深感荣幸。在助人的过程中，我也收获了成长与力量，让我怀揣感恩之心，更加积极地面对生活的挑战。爱，是祝愿与安宁的化身，这种无私的奉献传递着源源不断的正能量。正如那句老话所说："赠人玫瑰，手留余香。"

（颖虹）

第五章
大爱篇

乳腺病友的心灵港湾——广东省和友苑联谊会

在广东省中医院大德路总院健康广场的开阔天地里，一群身着洁白运动套装的阿姨们正优雅地展示着手语操《生命之河》。她们的每一个动作都显得那么娴熟而和谐，脸上的每一抹微笑都洋溢着幸福与满足。周围的人群被这份深情的表演深深吸引，纷纷挥动双手加入其中，热烈的掌声此起彼伏，整个广场都沉浸在了一片欢乐祥和的氛围中。

随着熟悉的旋律《感恩的心》在现场响起，这个特殊的日子更显意义非凡。这一天，我们迎来了"三八"妇女节，同时也是广东省中医院和友苑联谊会成立三周年的纪念日。为了庆祝这个双重喜庆的日子，广东省中医院乳腺科精心策划了一场以"情志养生，关爱乳房"为主题的健康养生大讲堂活动。

活动得到了众多领导和专家的鼎力支持。出席的领导嘉宾包括：广东省中医药局副局长曹礼忠、广东省妇联副主席丘瑞清、广东省中医药学会名誉会长张孝娟、广东省中医药局原副局长邝日建、广东省国际生命科学基金会监事长朱树屏、广东省国际生命科学基金会顾问刘清海、广东省保健协会肿瘤康复工作委员会主任兼康复乐园理事长陆志宏、广东省中医院党委书记翟理祥、广东省中医院和友苑联谊会会长黄慧玲、广东省中医院副院长卢传坚和广东省中医院党委副书记胡延滨。同时，我们还特别邀请了广州中医药大学第三附属医院边江红教授和广州中医药大学针灸康复临床医学院余瑾教授作为主讲嘉宾。

在活动现场，边江红副主任医师为大家带来了《改善睡眠，平衡情绪——古琴音乐与女性养生》的精彩讲座；郭莉副主任医师则主讲了《规范治疗，情志养生——预防乳腺癌的复发转移》；余瑾教授则深入讲解了《基于气郁型体质和肝胆经络的女性心身康复养生"治未病"保健策略》。阿姨们全神贯注地聆听着每一位专家的讲解，生怕错过任何一个细节。在讲座结束后，余瑾教授还亲自拿起经络锤，现场示范如何正确拍打经络以达到保健养生的效果。观众们纷纷效仿，全场气氛达到了高潮。

和友苑为乳腺癌患者带来希望之光

——广东省中医院乳腺科携手病友共建联谊会，
助力乳腺癌患者走向积极康复之路

在广东省中医院，存在着这样一支特殊的志愿者团队，他们是由乳腺癌康复患者组成的。在病友们眼中，她们是贴心的"知己"，亲切且善解人意，成为大家心灵上的重要支撑；在医生们看来，她们是得力的"战友"，热心且乐于助人，成为医疗过程中不可或缺的辅助力量。

数年前，该院乳腺科资深医师张孝娟与乳腺癌康复者梁阿姨联手，创立了一个名为和友苑的病友联谊会。通过这个平台，她们组织了各种心理疏导、舞蹈、音乐等丰富多彩的活动。迄今为止，已有数百名乳腺癌患者在和友苑的扶持下，勇敢地踏上了积极康复的征程。

1. 感激医者救治之恩，康复者传递生命之爱

2006 年的 2 月，一次例行的体检彻底改变了梁阿姨的生活轨迹。当听到医生口中说出"三期乳腺癌"这几个字时，她无法控制自己的情绪，泪水夺眶而出。入院后，她面临的是严峻的抗癌治疗，"进行活检时，那种仪器穿透身体的感觉就像被一台巨大的订书机猛然敲击"。在经历了两轮化疗后，她的头发已经掉光，面容也变得憔悴不堪。面对即将到来的第三轮化疗，她陷入了深深的犹豫和恐惧中，整整三天都把自己关在病房里，以泪洗面。

"在那三天里，广东省中医院乳腺科的医生和护士们每天都来探望我、安慰我。负责我治疗的钟少文医生告诉我：'面对癌症，最重要的是心态。不能失去信心。如果不进行治疗，那就肯定没有希望；但只要我们努力了，就总会有一线生机。更何况，乳腺癌的研究正在不断进步，我们没有必要过于悲观。'"医护人员的鼓舞让梁阿姨重拾了信心。她不仅主动要求进行第三轮化疗，而且心态也发生了积极的转变。

"我心里一直有一个坚定的信念，那就是我一定要战胜乳腺癌，不能辜负医生和护士们对我的关心和期望。"在接受了肿瘤切除手术后的第二天，当其他患者都选择卧床休息时，她却凭借着自己的毅力下床行走了。从那时起，梁阿姨的身体状况逐渐好转，癌症再也没有复发过。

梁阿姨说："在我几乎要放弃的时候，我得到了那么多人的帮助和关怀。想到还有那么多病友在孤独中与病魔抗争，我觉得自己有责任去帮助他们。"在康复期间，梁阿姨化身为"心理导师"，主动为其他乳腺癌患者进行心理疏导工作。

2. 退休局长携手病友，共同创建支持团体

梁阿姨的积极态度引起了原广东省卫生厅副厅长、广东省中医药局原局长张孝娟的关注。退休后，具有中医背景的张孝娟重拾"旧业"，在广东省中医院乳腺科开设心理疏导门诊，为患者提供专业的心理治疗。

张孝娟主动联系了梁阿姨。"乳腺癌患者的化疗周期长达 4～8 次，内分泌治疗更需持续 5～10 年，这是一场持久的战斗。许多病友长年累积的痛苦无法倾诉。"她向梁阿姨阐述了自己的想法："我们需要建立一个组织，将她们联结起来，让她们能够相互支持、相互安慰，这样才能帮助更多的癌症患者走出阴霾。"

"个人的力量是有限的，但当我们汇聚更多的病友，就能形成强大的力量。"两人的想法不谋而合。2011年3月，在广东省中医院乳腺科的支持下，梁阿姨和张孝娟共同创建了和友苑联谊会，专为乳腺癌患者提供服务。通过心理疏导门诊，张孝娟向每一位寻求帮助的患者推荐和友苑，慢慢地，志愿者队伍开始壮大。

对于和友苑的病友来说，张孝娟是她们坚实的后盾。在她的建议下，"和友苑"逐步成立了合唱团、舞蹈队。每当遇到难以解决的问题时，她们都会寻求张孝娟的帮助。

"有张大姐在，我们感到很安心，很温暖。"每次和友苑组织外出活动，张孝娟都会提前"探路"，确保大家既能享受活动的乐趣，又不会产生过大的开销。每次汇报演出前，张孝娟也会积极协调各方资源，确保场地和服装等后勤保障到位。令人感动的是，尽管她曾是厅级干部，当时也已年过七旬，但每次和友苑外出活动，她依然与大家一起乘坐公交、地铁，毫无怨言。

3. 更深刻地理解医务工作者的辛劳

"与她们共度时光，我获益良多。"张孝娟坦言，与志愿者们长久相处，自己始终受到激励，时刻感受到生命的蓬勃力量。

在志愿者们心中，和友苑已然成为她们的精神寄托。"这个平台为我提供了宝贵的机会，让我的康复生活变得多姿多彩，同时也让我汲取了丰富的知识。"和友苑舞蹈队的队长李阿姨感慨道，自从加入和友苑，她原本空虚的心灵逐渐找到了寄托。

志愿者们对医务工作者的艰辛有了更深的理解。"大多数的医生都是真心为患者着想的，我在医院经常看到医生们为了救治患者而废寝忘食。有时患者因情绪激动而对医生出言不逊，我会上前劝解，告诉他们医生的不易。他们从早忙到晚，连喝水的时间都没有，我们应该多理解他们。"和友苑合唱团的团长黄阿姨如此说道。

如今，和友苑的注册会员已超过 300 人。我们甚至接到了来自欧洲、美国和澳大利亚的咨询电话。在医患双方的共同努力下，目前已有 100 多位乳腺癌术后患者在 5 年内未出现复发，另有 500 多位病友也正在积极康复的道路上。

（南方日报记者骆骁骅、通讯员宋莉萍，2014 年 3 月 1 日，有改动）

专业领航，精细关怀

——乳腺病专科医院院长陈前军教授纪事

我是一位长期跟随陈主任的乳腺癌康复者，岁月流转，我亲眼见证了乳腺科的进步及陈前军主任那些令人动容的时刻。

我的病情颇为特殊，在国内外都较为少见。我清楚记得，2013 年 7 月我第二次入院时，为助我制定最妥帖的治疗方案，陈前军主任携手其团队遍寻国内外资料，更咨询了众多医院乳腺科权威专家和教授，甚至在学术沙龙上提请专家讨论我的病案。我仅是一介平民，陈主任却为我殚精竭虑，他的职业精神令我深感敬仰。除在治疗方案上全力以赴，他还总是设身处地为患者着想，力求提供既经济又高效的治疗方案。我忆起在广东省中医院治疗期间，有一对年轻夫妇在前往中山大学肿瘤医院与留在广东省中医院治疗间犹豫不决，最终被陈主任及其团队的专业与真诚打动，选择留在广东省中医院继续治疗。对于他们的术后治疗方案，陈主任同样给出了诚恳建议，让他们倍感安心。将生命托付给陈主任，确实令人信赖！

他常言："作为医生，你可以不是名扬四海的名医，但必须是心系民众的民医。"此言深深刻在我心，感触良多。我的术后康复之路，在陈主任的悉心照料下，一帆风顺。在门诊等待时，我常目睹众多患者慕名而来寻求陈主任的确诊，他们纷纷赞誉他"性情温和，心地善良，学识广博"。他对远道而来的患者总是耐心解答。我依稀记得，某日在广东省中医院乳腺科门诊，我在候诊时，一对从深圳赶来的夫妇找陈主任求诊，交流了近半小时，带来厚厚一沓病历与检查结果。陈主任逐一细致解释，从国内到国外的治疗情况娓娓道来，他博学多识，常以数据为依据，让患者了解病情的严重性，同时又不失温情。在关键时刻，他总能给予中肯的建议，让患者如沐春风，感受到亲人般的温暖。这一幕，只是陈主任无私奉献的冰山一角。

陈主任每周三晚间都会在大德路总院接诊，他总是在工作结束后匆匆赶往大德路，以至于无暇用餐。我们常常见他下车后边走边吃着包子，一到门诊便立刻投入接诊，甚至连喝水的时间都没有。陈主任对待患者如同亲人般的关怀令我们深感感动，也因此我们常常劝他要保重身体。他对工作极其认真负责，常常熬夜工作以确保为患者提供最佳的治疗方案和优质的服务。我经常对陈主任说："您的生命不仅属于您自己，还属于我们大家，您一定要珍重自己的身体。"这是我由衷的感言，我真心希望他能长久地保持健康！

在患者们的心中，陈主任就如同我们的指路明灯。每当我们身体有任何不适，都希望能立刻得到陈主任的咨询，将生命托付给他，我们真的感到安心。陈主任对每一位患者都是如此尽心尽责。我们满怀感激，他永远是我们心中的第一选择！

（萍）

你是人间四月天，歌声悠扬展欢颜

——记广东省外语艺术职业学院音乐系与广东省中医院和友苑携手的感恩社会服务项目

　　她们是广东省中医院和友苑联谊会的宝贵成员，背景各异，年龄不一，却都拥有着与病魔抗争的坚忍和用音乐点亮生活的勇气。这个充满爱心的公益组织，通过丰富多彩的活动，助力癌症患者走出恐惧，重塑自我，重拾自尊与自信，拥抱更高质量的生活。而合唱团，更是成为患者们心灵的港湾。

　　广东省外语艺术职业学院音乐系在了解和友苑的公益使命后，主动与张厅长沟通，积极提出为合唱团提供专业师资与场地的支持，并决定每周举办歌唱活动，以此践行音乐系服务社会的承诺。广东省外语艺术职业学院的李贞老师，身为广东省中医药学会音乐治疗专业委员会的资深成员，自告奋勇担任此次活动的指导老师。她与广东省中医院的医疗专家紧密合作，依据中医五行音乐治疗的理念，结合乳腺癌患者的实际身体状况，量身定制了一整套教学内容与方法。

　　在音乐系的教室里，疾病的阴霾被驱散，取而代之的是她们自信的笑容与乐观的精神。这已经是她们在音乐系学习的第三个学期了，每节课上，她们都全神贯注地聆听李老师的指导：调节呼吸，舒展身体，拉伸经络，保持平衡，还有歌唱技巧与情感的传递。整个教学过程井然有序，音乐系的学生们也热情参与，与队员们一起练习，共同进步。这里，不仅是一个学习的场所，更是一个充满爱与关怀的大家庭。一位会员深情地说："在这里，我感受到了家的温暖与欢乐！我爱我的家——和友苑。"

　　在李老师的精心教导和合唱队的齐心协力下，她们将生活的热爱与对人生的深刻理解融入每一次的表演之中，深深地打动了每一位观众的心。

（和友苑秘书组）

青青与娟娟大姐的深厚缘分

2015 年 1 月下旬，我在住院部接受完化疗后，恰逢会议室里有一场关于术后护理与康复的讲座。我怀着浓厚的兴趣走了进去，一进门便看到一位年长且富有经验的医务大姐在为大家详细讲解术后的注意事项和护理知识。在听讲的同时，我观察到大姐那花白的发丝和慈祥的面容，给人一种温暖而安心的感觉。虽然她已退休，但仍然不辞辛劳地与大家分享她的知识和经验。她的讲解和蔼可亲、细致入微，让我原本冰冷的心有了一丝生机。那一刻，"医者仁心"四个字在我心中油然而生。

大姐在讲座后自我介绍说是张孝娟医生。当讲座接近尾声时，张医生引领大家共同唱起《感恩的心》。看着张医生虽已花甲之年，却仍满怀激情，她那充满爱心的细致讲解如同阳光般温暖了我的心房。当歌声唱到"感恩的心，感谢有你"时，我的喉咙不由得哽咽，感动的泪水无法控制地流淌下来。

那天在会议室，我还有幸见到了备受期待的张厅长。她讲课时的气质，让人不由自主地联想到菩萨般的慈悲与智慧。她不仅是一位战胜过乳腺癌的勇士，更是一位能倾听他人心声的医者。我曾试图想象自己站在她的角度，却发现那无法用言语来表达。我对她的敬仰与日俱增，心中无比渴望能与她进行深入交流。讲座结束后，当她耐心解答问题时，我鼓足勇气靠近她，却激动得说不出话来。她轻轻地拍了拍我的肩膀，用平和的语气叮嘱我要听医生的话，注意合理饮食，保持愉快的心情。那一刻，我感到一股暖流涌上心头，也为我注入了力量。

在张医生的影响下，我加入了和友苑志愿组织，开始参与志愿探访活动。受娟娟大姐的鼓舞，我尽我所能地去帮助和倾听其他患者的需求。在这个过程中，我不仅帮助了他人，也收获了无尽的快乐和温暖。

在这广袤的宇宙中，人们常说"百年修得同船渡，千年修得共枕眠"，此言让我深信缘分的玄妙，尤其是医患之间的缘分。娟娟大姐，如同一位善解人意的美丽天使，总能洞悉他人的悲欢离合。她脸上总是挂着如春日暖阳般的笑容，这份温情不仅感染了我，也激励着我勇往直前。身为医者，娟娟大姐以仁爱之心对待每一位病患，她视患者如亲人，以人文关怀温暖着我们的心灵。她是我们生命中的一大福祉！一个健康、快乐的人生，需要从"心"出发。我深深地敬爱着娟娟大姐！这份深情，我们大家共有！愿我们的生命缘分天长地久！

（青青）

我们的好老师——李贞

李贞老师是广东省外语艺术职业学院声乐副教授、音乐表演专业的领军人物及教研室主任。自2013年起，她便义务地肩负起我们和友苑合唱团的指导重任，这些年的辛勤付出，让我们对她满怀感激。

李老师的课堂极具针对性：鉴于我们声乐基础和音乐理解的差异性，她精心设计了一套定制化的音乐学习法，旨在迅速提升我们的歌唱实力。除此之外，她还悉心指导我们通过歌唱来愉悦心灵，并依据个人体质教授保健操。这种个性化的教学方法，充分展现了她的深切关怀和教学匠心。

李老师的课堂既风趣幽默又不失师者威严，教室里总是洋溢着欢声笑语，不知不觉中两节课便悄然而逝。回想初学唱歌时，部分姐妹的音调总是偏低，李老师并未放任这种情形，而是耐心地一一纠正，直至我们完全改正。如今，众多姐妹已熟练掌握歌唱技巧，再也不是曾经的"喊唱"了。

　　某个雨天，尽管到课的姐妹寥寥无几，李老师依旧如常授课，人数虽少，她的教学热情却丝毫不减。她甚至认为这样的小班教学更有助于因材施教。课后，大家仍沉浸在学习的氛围中，意犹未尽。

　　还有一次，李老师身体不适，但她为了不耽误我们的课程，依然带病坚持教学。即使偶尔因学校临时会议被召走，她也会安排声乐系的同学代为授课，直至她会议结束归来。她对我们的课程从未缺席，这份坚守令我们深感动容！

　　李老师不仅传授我们歌唱技巧，还积极协助我们争取到了一块拥有专业声乐设备的固定学习场地，为我们创造了一个优质的学习环境。通过歌唱，我们不仅提升了战胜病魔的信念，还加速了术后康复，从而收获了快乐、建立了深厚的友谊。她让我们学会了感恩，引导我们走出了对疾病的无知、恐惧与迷茫，逐渐成长为如今这样积极面对人生、自信且心态良好的康复者。

　　随着时间的推移，我们与李老师的关系逐渐升温，从师生变成了朋友。她深入了解了我们的内心世界，更能体会我们的感受。某次外出学习时，大家在李老师房间里聚会闲谈，她主动提出为一位姐妹按摩。当她首次看到那位姐妹的患处时，露出了惊愕的表情。之后她透露，以我们为原型创作了剧本《一个缺失苹果的救赎》。这部融合了诗歌与舞蹈的作品，向观众展示了我们这群特殊的姐妹如何相互扶持，共同走出病痛的阴霾，迎接美好的未来。

　　为了这部剧的成功，李老师竭尽全力为我们寻求各种资源，确保演出的顺利进行。她还亲自担任了剧中的独唱角色。当我们在第六届全球华人乳癌病友组织联盟大会上演出时，台下的掌声经久不息。观众们通过这个节目仿佛看到了自己康复的艰难历程，产生了强烈的共鸣。随后，我们将这个节目带到了更多平台，观众们都深受震撼。

　　李贞老师的无私奉献是我们不断前行的动力，也是我们快乐的源泉！在李老师的关爱下，我们的生活正如歌中所唱：我们的心如同春天的花朵，在阳光下尽情绽放，歌唱着美好的生活。愿每个家庭都和睦兴旺，愿每个人都平安吉祥！

我们衷心感谢李贞老师，感谢她为我们付出的所有努力。正是因为有了像李老师这样无私奉献的人，才汇聚了更多的爱与关怀，让我们能够坚定地走向更为宽广的康复之路。

（飞飞）

我们的瑰宝——合唱组指导老师小记

和友苑拥有一支由十几名女性组成的合唱团队，而我们的指导老师便是刘晨光老师。他不仅是和友苑的"瑰宝"，更是我们中唯一的男性志愿者。每逢外出活动，他总担任我们的"领队"，吸引众人的目光，深受大家的爱戴。

成为"和友苑"合唱小组的指导老师，绝非易事。团队中的多数成员在初入合唱小组时，对乐谱与节奏颇为生疏，可说是音乐理论的初学者。这对刘老师而言，是个不小的挑战。他除了肩负指导我们合唱团的重任，还是广东省康怡老人大学合唱团的指导老师。他过往的学生都是经过严格选拔，已掌握一定的乐理知识和歌唱技巧。面对我们这群"新手"，刘老师倍感压力。他不仅要传授我们歌唱之道，还需耗费大量时间教授音乐理论，甚至纠正我们的普通话发音，他为此倾注了无数心血。为了迅速提升我们的歌唱水平，创作出更多的作品，他夜以继日地指导我们，恨不能将每一分钟都掰成两分钟来使用，忙碌到常常忘了喝水。

刘老师是一位极为严格的教师，每次授课都极尽严谨之能事。有时，我们会觉得他的要求似乎过于苛刻，许多学员在上课时都紧张不已，对这位严师心生敬畏。每当被提问，有的人甚至会紧张得口吃。然而，即便如此，大家仍坚持来上课，认真记录笔记，因为我们深知，唯有如此，才能真正习得更多的歌唱技巧，才能真正领略并享受艺术的无穷魅力。

除了课堂教学，我们亦会与刘老师共聚一堂，或共享美食，或结伴出游。此刻，他仿佛成了我们中一位亲切的兄长。我们深知，他对我们的严格要求，实则蕴含着特别的关怀。听闻他在其他合唱团的教学中，并未如此严苛。他殷切期望我们能迅速提升歌唱技艺，通过音乐的熏陶，更好地陶冶性情。每当外出演出赢得赞誉时，他的喜悦之情，甚至胜过我们自身。

刘老师已义务执教我们逾两年，这期间，我们的歌唱造诣有了长足的进步。如今，无论是音准还是声音的和谐度，我们都有了显著的提升，成就斐然。感激之情，溢于言表！

在此，我必须特别提及刘老师的夫人——苏雪贞老师。自刘老师执教我们歌唱以来，苏老师便对我们的合唱团队倾注了极大的关注。每逢演出前夕，她总会亲力亲为，为我们安排队形、录制音频，并协助整理服饰。苏老师不仅歌喉甜美，对表演艺术亦有着深厚的理解。曾有一次，我们演绎《一个迷失苹果的救赎》，因独唱者李贞老师临时有事无法登台，苏老师便挺身而出，代替李老师领唱。演出结束后，观众的掌声雷动，让我们深感有幸能得到他们的指点与陪伴。对于苏老师的鼎力支持，我们感激不尽！

和友苑的蓬勃发展，离不开这些无私奉献的志愿者们的默默付出。他们的贡献，我们将永远铭记在心，感激不尽！

（飞飞）

我与和友苑的不解之缘

电影《一代宗师》中有一句经典台词："世间所有的相遇，都是久别重逢。"我深信，我与和友苑的邂逅，亦是冥冥中早已注定的缘分。

若非偶然间读到毕淑敏的一篇文章，我或许不会接触到《拯救乳房》这部小说，更不会对乳腺癌产生浓厚的兴趣，进而将乳腺癌患者的阅读治疗作为我硕士毕业论文的研究方向。在确定论文方向之后，恰逢充满医者仁心的张孝娟厅长计划在广东省中医院乳腺科推行中医情志疏导治疗，并与我的导师——广州中医药大学心理专家邱鸿钟教授取得联系，希望能有心理学专业的学生协助开展实习工作。在这一系列巧合的促成下，2010 年3 月，我与和友苑的缘分便悄然开启。

那时的和友苑，可谓是"一穷二白"，资金匮乏，机构也尚显稚嫩。然而，张孝娟厅长凭借着满腔的热情与真挚的爱心，带领我们——乳腺科的王一安医生、李莉师姐和我，共同出门诊、探访病房、组织合唱队与舞蹈队，不断完善和友苑的各项设施与服务。在科室的大力宣传和医生的热情推荐下，越来越多的患者慕名而来，寻求帮助。后来，随着王一安医生出国深造、李莉师姐毕业就职，郭莉医生的加入，我们这个"五朵金花"小团队在无形中建立起了深厚的情谊。

我仍然清晰地记得，尽管有两位梁队长忙前忙后，但许多工作仍需医护人员亲力亲为。张厅长四处奔波联系合唱场地，恳请他人推荐教习老师；集体旅游前，王一安医生会提前进行实地考察；外出会议交流时，郭莉医生会精心组织安排；李莉师姐对音乐治疗倾注了无尽的心血；而我则利用自己的专业特长提供心理协助。更不必说在筹备和友苑周年文艺汇演、大型社区讲座义诊等各项繁琐而细致的工作时，我们共同经历的点点滴滴。虽然其中的细节已经随着时间的流逝而逐渐模糊，但张厅长作为我们的主心骨，大家齐心协力、共同奋斗的场景仍然历历在目。我们曾多少次克服重重困难、多少次熬夜忙碌，也许当时确实辛苦，但如今回想起来，那些日子都充满了欢乐与成就感。

和友苑的姐妹们，她们每一个人都如此可爱。我仍然清晰地记得，那位嗓音洪亮、被大家亲切地称为乳腺科"大明星"的梁队长，那位爱美、爱笑、充满活力的宝宝阿姨，她曾拉着我的手，热情地邀请我去她家里做客。还有热爱摄影、热爱运动、总是满怀热情的志工肖处，他的身影也时常浮现在我脑海中。我深切地体会着姐妹们的痛苦，同时也被她们的豁达所感染。

或许，大家都承受着疾病或伤痛的困扰，无论是心灵上还是身体上。然而，在姐妹们的脸上，我从未看到过颓废或沮丧的神情。和友苑的每一个姐妹都充满了朝气和活力，她们在经历了痛苦之后，似乎更懂得如何去拥抱和享受人生，更加珍爱自己的身体和健康。她们深知健康的可贵，也更懂得感恩和珍惜家庭的重要性。

《西游记》中有这样一个故事：唐僧师徒四人历经千辛万苦取回经书，却在途中不慎将经书弄湿。晒干后，八戒在收拾经书时不慎将其弄破，唐僧痛心疾首。而孙悟空则安慰道："天地本不全，经文残缺也应是不全之理，非人力所能为也！"古人亦云："天地本不全，万物皆有缺。"伤痛和疾病本就是自然现象，我们应顺应天地的本性，又何必过于执着于残缺之态呢？和友苑姐妹们的豁达观念，无形中也在阐述着这一自然之理。

如今，我已经成为一名高校教师，虽然离开了和友苑，但每当看到关于和友苑的消息时，心中总会涌起一股莫名的柔情。这或许是因为对姐妹们的深情厚谊难以割舍，或许是因为曾经全心全意做事情的满足感，又或许是因为回忆起"五朵金花"团队艰苦创业、筚路蓝缕的成就感。这种复杂的情感充满了幸福、温情和永恒。

曾经，我有机会重新回到团队中，但受到诸多现实因素的影响，我只能选择默默地祝福、积极地关注。然而，在我的心里，我从未真正离开过和友苑。我为她留下了很大的位置，这不仅仅是因为念念不忘，更是因为我愿意在有需要的时候挺身而出、全力以赴！

（华南理工大学心理学教师鲁丹凤）

题记： 此间文字，既是和友苑会员们康复路上的真情流露，也是她们才华的璀璨展台。字里行间，我们不难发现那份积极向上的态度和对生活的深沉热爱。这正是我们和友苑的康复者们，她们曾历经风雨，如今却如凤凰涅槃，绽放新的生命光彩。

远望玉帘垂野谷，近疑奇鸟聚虬根

——禾雀花观赏随笔

禾雀花，四季常青，每逢清明时节便盛开烂漫，深受广州人民的喜爱。此花属于蝶形花科藤本植物，又有白花油麻藤或雀儿花之名。其种类繁多，包括翠玉禾雀花、紫色禾雀花、粉红禾雀花等，更有那稀奇的翡翠葛，每朵花都宛如一只小巧玲珑的鸟儿。清代光绪年间的秀才陆宗宣曾如此赞美禾雀花："是花是鸟总怡情，植物偏加动物名。异日群芳重作谱，新翻花样到天成。"此诗可谓是对禾雀花生动描绘的佳作。

当禾雀花盛开时，它会围绕着藤蔓长出一串串如禾雀般丰满的花穗。在这灵动鲜活的花朵形象背后，还蕴含着深刻的花语和宿世传说。在花开最为繁盛的时刻，形态各异的禾雀花共同营造出一幅"百雀朝枝"的绝美画面。每次观赏此景，内心都会由衷地涌起一股愉悦与高兴之情，这正是它所传达的花语。而关于禾雀花花语的起源，还有一个颇为有趣的传说。相传在明代，八仙之一的铁拐李某日清晨闲庭信步至公坑寺，途经一片农田时，看见成群的麻雀在稻田间欢快地飞舞啄食稻谷。农夫眼见半年的辛苦收成即将毁于一旦，却束手无策，只能含泪眼睁睁地看着麻雀肆虐。铁拐李见状，随手拾起一根藤条，施展八仙的神通，将这些放肆的麻雀捆绑在藤条上，并一串串地挂在树梢，只允许它们在青黄不接的清明前后飞出。自此以后，那些曾经偷吃稻谷的麻雀便销声匿迹，取而代之的是这些惹人怜爱的禾雀花。

禾雀花的独特魅力，在于其与众不同的绽放方式。它并不像其他花朵那般含苞待放后完全盛开，而是以其特有的姿态展现美丽。当禾雀花绽放时，其花瓣轻轻卷成翅状，整体呈现出通透玲珑的美感。初绽时，花色呈现出乳白色或淡绿色，随着时间的推移，逐渐转变为柠檬黄，再演变为粉红或橙红色，这一系列的色彩变化简直令人惊叹。更为神奇的是，采摘下的禾雀花在 2 小时后，花色会渐渐变为禾雀羽毛的色泽。而若将花朵轻轻打碎，其色泽会瞬间变为鲜红，犹如流淌的鲜血……每每念及此，内心总会涌起一股莫名的哀愁。

每一季的风景都有其独特的美，每一片落红都承载着不同的故事。我们试图留住那些逝去的时光，却只能无奈地捧起一缕缥缈的花香。时光荏苒，岁月如梭，那些稍纵即逝的瞬间只能被永恒地定格在回忆之中。然而，当我们回眸凝视时，会发现那些飘落的花瓣仿佛在为我们讲述着它们的花语。仔细想想，生命不就如同一场旅程吗？只要我们曾经闻过花香，便已经足够。就像现在的我们，虽然面临着身体的挑战，但只要我们能以平和的心态接受，保持乐观，并科学地面对，就一定能迎来康复的那一天。生活就像一张考卷，它让我们不断成长、成熟，而我们要做的就是勇敢地面对每一个挑战。

此刻，正值阳春三月，禾雀花即将绽放它的美丽。不妨来广州一睹禾雀花的芳容吧！中国科学院华南植物园、白云山，以及天鹿湖森林公园都是观赏禾雀花的绝佳去处。在那里，你定能深刻感受到"禾雀花开似鸟飞，枝头倒立戏春晖。穿云过雨无休日，瘦尽芳华草木肥"的春日韵味。

（品三三两两）

微来微去见真情，患难与共姐妹心

编者按：自微信管理组成立以来，和友苑的 A、B、C、D 四大群组及未入会组，各项目群组均展现出新的活力。简而言之：微信交流诉心声，共渡难关见真情，抗癌旅程增色添彩，相互扶持友情深。正是：同舟共济，姐妹们团结取暖；振奋精神，共同抗击病魔。以下是微信群中那些发自内心的真诚话语。

"我从不惧怕他人知晓自己的病情，化疗期间我依然与朋友、亲人聚餐品茗，我会选择每次化疗后的第三周，身体最佳状态时与他们相聚。"（C 群，娟娟）

"化疗每三周一个疗程，第一周我每餐都会喝汤。我习惯先将土茯苓煲煮两小时，之后放入炖盅，再加入怀山药、百合、莲子、薏苡仁、枸杞子、无花果和瘦肉，炖煮一小时。在伤口愈合前避免放姜，我通常会加入四分之一的陈皮。膳食以瘦肉炒木耳为主，偶尔品尝鱼肉，如三文鱼煮番茄，或吃些浅海鱼。我避免虾、蟹、牛、羊、鹅、鸭，以及腌制和油腻食物。有时会吃点鸡肉（仅吃几块，不吃皮），多吃蔬菜水果，保持饮食清淡。术后一年半，我就能独自照顾小孙子了。"（C 群，娟娟）

"建议大家多抽时间与朋友交流……心理疗愈非常重要，不要把自己封闭起来。"（C 群，娟娟）

"@娟娟，你的经验对正在化疗的我来说非常宝贵。"（C 群，贞）

"@猫咿（汤），你的话真让我感动！我觉得我们这个群就像是一个大家庭。"（C群，丹竹）

"@丹竹，你真幸运，加入了这个群，可以汲取大家的经验。真的，别担心，无论多么艰难都会过去的，坚持就是胜利！"[C群，猫伊（汤）]

"感谢郭主任，一直为我们姐妹提供健康养生知识，保驾护航。"（B群，合仪）

"我真的很想参加'同路人的故事'活动，但放疗后皮肤问题让我无法参加。祝愿姐妹们在分享'痛'与'乐'的旅程中越来越健康快乐！"（B群，玲玲）

"赠人玫瑰，手有余香，衷心感谢几位姐妹的无私奉献！上周我们科探访的57床患者，如今已不再有轻生的念头，每天都充满了快乐。"（和友苑志工探访队，贝贝妈）

"大家好！我也是这个群体中的一分子，虽然不常发言，但一直默默关注着群里的每一条信息。对于身患同样疾病的姐妹们，我们感同身受。虽然彼此并不相识，但我们都曾历经生死考验，因此格外珍惜现在的每一天。@alice斯，在我看来，乳腺癌相较于其他癌症并非最为严重。只要我们听从医生的建议，积极治疗，未来仍有美好的生活等待着我们。举个例子，这病就像是一个苹果，表皮烂了，但及时剜去腐烂部分，它依然可口；倘若置之不理，整个苹果都会烂掉，只能被丢弃。那么，你又会选择怎样的生活态度呢？"（和友苑粉红丝带协会未办入会群，小鱼）

@alice斯，你好！我在遥远的大洋彼岸读到了大家对你的建议，我也有些心里话想说。作为同样经历过手术的姐妹，我深刻理解生命与时间的宝贵。看到你被确诊为淋巴转移，却仍无痛无痒，我深感同情。作为过来人，我真心劝你，不要让自己作出后悔的决定。早治疗一天，就多一分希望；晚手术一天，就多一分风险。生命无价，务必珍惜！（和友苑未入会群，小青的青青青）

@alice斯，你好！在和友苑，我们有数百位与你同行的姐妹，大家都保持着乐观的心态。特别是我们这些曾经与死神擦肩而过的人，手术治疗后都变得更加坚强、自信和乐观。关于治疗方案，你一定要听从专科医生的指导。即使生活像是缺了一块的"苹果"，也不必过分担忧，因为我们最宝贵的是生命。请记住，你并不孤单，有我们陪伴着你，一起加油！相信明天会更好！（和友苑未入会群，宝宝）

感谢各位病友的宝贵建议，有你们的经历作为借鉴，我确实没有必要过于担心。但说实话，我心里还是难以接受身体的残缺，也不愿面对漫长的治疗过程。（和友苑未入会群，alice 斯）

其实，人活着的关键在于精神。精神状态直接影响着我们的生命质量，而身体只是生命的载体。过了 40 岁，我们更应该深刻体会到这一点。（和友苑未入会群，敏）

（紫葳）

你是窗外别样的景致

窗外，灿烂的阳光尽情洒落，拥抱着每一寸土地，
花儿与绿草挤满生机，竞相展现蓬勃的活力。
窗外，鸟鸣如歌，轻盈婉转，
它们舞动的身姿，仿佛五线谱上的跃动旋律，
在此间，世界绘制出一幅绚烂的画卷。

然而某日，乌云蔽日，
花儿收起了笑颜，鸟儿也暂停了吟唱。
我们感到迷茫，四处寻觅那逝去的美丽。

在寻觅的旅途中，我们邂逅、我们并肩。

相依取暖中，我们领悟到，

当事情不尽如人意时，或许是天意安排了另一条道路。

当我们行至人生的某个驿站，

就应当去欣赏那一刻的风景，

肩负起那一阶段的使命，顺应时势前行，

不沉溺于往昔的温柔乡，也不过分憧憬未知的明天。

路途虽坎坷，但我们依然心怀喜悦，坚信美好的未来，生命因此而绚烂。

推窗望去，天空如洗，湛蓝无垠，

花儿依旧盛开，鸟儿歌声依旧清脆。

只要内心充满阳光，悲伤便无处藏身。

生命啊，你就是窗外那独一无二的风景。

（品三三两两）

羊城之暖

我是一只折翅的燕子，

从广西飞翔而来，

落在羊城的上空。

温暖的气息扑面而来，

暖热了我的心房，

伤口悄然痊愈。

我忍不住停了下来，
书写着心灵深处的情缘，
醉了心扉。
爱的诗歌伴我一路欢歌前行，
一句句问候温暖如阳。
古道热肠，雄关如铁，
万里江山如画，
不及卿之容华。

青春，不用年华衡量，
你用青春，轻舞飞扬；
你用温暖，焐热心房；
你用行动，传递能量。
珠江的水哟，流淌着无限的温柔，
激动的浪花，朵朵飞扬。

可爱的你啊，总在我身旁，
深深的问候，暖暖的鼓励。
借一缕柔风的轻盈，
给你送去我深深的祝福。
和友苑，犹如我的家，
无论你在何方，
都祝愿你运气和心灵一样好。

在温暖的时光里，

伴着静好的岁月，
愿你越来越阳光。
我的和友苑家人，
我深深地祝福你，
身体和灵魂一样健康。

在暖热的土地上，
散播你特有的馨香，
越来越芬芳。
愿我们在羊城，
在温暖的和友之家，
岁岁携手，年年婵娟。

幸福万年长，
一起用行动欢唱：
"和友苑是我家，
温暖你我她！"

（悠然小荷）